# ICH HÖR JETZT **auf**

Jasmin Rogg

# ICH HÖR JETZT **auf**

## Das eigene Suchtverhalten erkennen und loslassen

südwest

**Umschlaggestaltung**
* zeichenpool, München

**Layout & Satz**
Lore Wildpanner, München

**Projektleitung**
Dr. Harald Kämmerer

**Redaktion**
Claudia Fritzsche, Sarah Schultheis

**Übersetzung aus dem Amerikanischen**
Claudia Callies, Jasmin Rogg

**Druck und Bindung**
GGP Media GmbH, Pößneck

Printed in Germany

ISBN 978-3-517-08806-8

9817 2635 4453 6271

FSC www.fsc.org MIX Papier aus verantwortungsvollen Quellen FSC® C014496

Verlagsgruppe Random House FSC-DEU-0100
Das FSC®-zertifizierte Papier *Munken Premium Cream* für dieses Buch liefert Arctic Paper, Munkedals.

*Mache deine Genesung*
*zur ersten Priorität und*
*alles andere ergibt sich.*
Unbekannter Autor

## Bumerang

Die Energie, die du ausstrahlst,
kommt zu dir zurück.
Was du losschickst,
kehrt wieder wie ein Bumerang.
Wenn du Aggressionen ausstrahlst,
erlebst du Feindseligkeit.
Wenn du deine Begierden lebst,
entsteht Mangel.
Wenn du dich gerne beklagst,
schickt dir das Universum Dinge
zum Klagen.
Wenn du dich aber entscheidest,
Liebe und Freude anzubieten,
verzauberst du alles,
und man freut sich,
dass es dich gibt.
Und wenn du jeden Tag
in Dankbarkeit beginnst und beschließt,
hast du ein gutes Leben.
Probier's aus!

Dieses Buch widme ich
meiner Schwester Nina.

# Inhalt

# Danksagung

Ich möchte jeder einzelnen Person danken, die mir je begegnet ist. Insbesondere aber meinem Sohn Jesse und meinem Lebenspartner Leon Hendrix, meiner Familie, Hellmuth Herbst, Richard Rogg, Markus Weingartner, Baerbel Stoeger, Jorid Nygard, Dr. Dietrich Schwendy, Erika Müller, allen meinen entzückenden Freunden und Patienten. Jeder spielt eine Rolle. Sie alle sind mir eine Freude und geben meinem Leben einen Sinn. Das Schönste ist die Liebe.

Besonderen Dank an Michaela May für ihren Glauben an mich (und ganz allgemein dafür, dass sie so goldig ist) und an Dr. Harry Kämmerer für seinen Enthusiasmus. Ohne sie wäre die deutsche Übersetzung nicht zustande gekommen. Vielen Dank an Dr. Jack Schiffer für seine lebenslange Freundschaft und seinen entzückenden Humor. Außerdem an die 13 genesenden Alkoholiker für die Interviews. Vielen Dank an Laura Waco *(Von Zuhause wird nichts erzählt)* und Kristijan Marcoz *(Tod im Schrebergarten)* für die Inspiration durch ihre Bücher. Vielen Dank an alle für ihre Hilfe, Geduld und Ermutigung, die sie mir beim wiederholten Lesen meines Manuskripts (auch im englischen Original) erwiesen haben, und ganz besonderen Dank an die Anonymen Alkoholiker, dass sie einfach immer zur Verfügung stehen.

# Vorwort

Wegen meiner eigenen Erfahrungen und aus Dankbarkeit für meine Rehabilitation widme ich mein Leben heute der Genesung anderer Süchtiger. Meine Psychotherapie-Lizenz war abgelaufen (während ich anderweitig beschäftigt war), und so begann ich in Rehabilitationskliniken zu arbeiten, als ich eine Weile clean und nüchtern war. Ich fing wieder ganz unten an und betätigte mich als Fahrerin, Technikerin und später als Gruppenleiterin. Seitdem ich meine Berufslizenz zurückerhalten habe, arbeite ich in meiner eigenen Privatpraxis in Beverly Hills. Außerdem leite ich Gruppen in Rehabilitationskliniken, und die meisten meiner Patienten sind Süchtige auf dem Weg der Genesung. Ich bin der Ansicht, dass eine psychodynamische Therapie, die sich mit der Aufdeckung von (Kindheits-)Traumata befasst, in dieser Phase kritisch sein kann und sehr behutsam und ohne Eile angegangen werden muss. Deshalb setze ich bei der Behandlung auf Verständnis, Motivation und Bewusstseinserweiterung – damit Hoffnung, Vertrauen und Selbstvertrauen wiedererlangt werden können. Das Umdenken durch kognitive Neustrukturierung und der spirituelle Weg können das möglich machen.

Die meisten genesenden Suchtkranken verstehen die Mechanismen von Sucht und Heilung nicht wirklich und unterschätzen den erforderlichen Einsatz. Oft meinen sie, dass man so ganz nebenbei clean werden kann, wenn man sich das vornimmt. Das ist leider nicht der Fall, und deshalb schaffen es viele auch nicht, dabeizubleiben. Im Laufe der Jahre habe ich in meinen Gruppen die Dinge so erklärt, wie ich sie verstehe. Ein Teil der Texte ist in dem vorliegenden Buch zusammengefasst. Die Patienten mochten sie sehr und hatten darum gebeten. Ursprünglich hieß das Buch *Einige Perlen für Deine Genesung*.

An diesem Punkt möchte ich noch einige Gedanken zum menschlichen Bewusstsein einfügen und damit die Bedeutung des spirituellen Wegs bei der Genesung unterstreichen.

Der Mensch hat über 98 % der Gene mit dem Schimpansen gemeinsam. Das bedeutet unter anderem, dass unser Bewusstsein ein neueres Merkmal der Evolution ist. Anthropologen sehen in dem Zeitpunkt, als die Menschen anfingen, ihre Toten zu begraben, den Anbeginn der Menschheit. Diese „ersten Menschen" mussten an etwas gedacht haben, das über die rein körperliche Ebene hinausging – eine anteilnehmende Höhere Macht und eine Bedeutung des menschlichen Lebens über den Tod hinaus. Nur der Mensch hat das Bedürfnis nach einem Lebenssinn und stellt sich die Seele vor, die auf geheimnisvolle Weise mit metaphysischen Mächten verbunden sein könnte, welche die rein materielle Existenz in den Schatten stellt. Seit Jahrtausenden spekuliert der Mensch über unsichtbare und unfassbare spirituelle Kräfte, welche die Umstände des Lebens und Sterbens beeinflussen und vielleicht bestimmen. Die Unfähigkeit, darüber Klarheit zu erlangen, ist beunruhigend und führt zu verschiedenen Glaubenshaltungen und Ritualen, um Einfluss auf das Schicksal zu nehmen. Und obwohl sich diese Suche nach Gewissheit bisher als fruchtlos erwiesen hat, müssen wir doch immer weiter nach den letzten Dingen suchen.

Schon immer neigt der Mensch dazu, seine Anschauungen und die seines Klans als Wahrheit anzusehen und die von anderen als Aberglauben abzutun. Da es diesbezüglich keine nachprüfbaren Gewissheiten gibt, kann der Kontakt zu anderen Kulturen verunsichern und beunruhigen; und manche verspüren das Bedürfnis, andere Menschen von ihrem „einzig wahren" Glauben zu überzeugen, beziehungsweise sie sogar zur Annahme dieses Glaubens zu zwingen. Das Fremde und Unbekannte wurde abgelehnt und bekämpft. Kreuzzüge und Kriege wurden deshalb geführt. Religionsgemeinschaften haben Begriffe wie „Himmel" und „Hölle" als Aufenthaltsorte für das Leben nach dem Tod geprägt, in denen die Taten des irdischen Lebens belohnt oder bestraft werden, sodass die auf der Erde unzulängliche Gerechtigkeit dann letztendlich doch hergestellt wird. Ironischerweise findet das Motto der Urmenschen („erobern und beherrschen") auch in spirituellen Bereichen Verwendung.

Seit der Urzeit waren Dominanz und Aggression wichtig, um das eigene Überleben sowie den Fortbestand der eigenen Gruppe zu sichern. Dabei blieb es Jahrtausende lang. Es sieht so aus, als stünden wir derzeit an der Schwelle zu einer Transformation in eine höhere Bewusstseinsebene, in der wir verstehen, dass alle Erdenwesen zusammengehören und dass es problematisch ist, Leiden zu verursachen. Das neuere physikalische Verständnis (beeinflusst durch die Quantenmechanik) beinhaltet, dass letztendlich alles Leben durch Energie- und Informationsaustausch zu verstehen ist. Folglich teilen sich unsere Träume, Gedanken und Gefühle der Realität mit, unsere Gedanken und Worte haben Macht, und unsere Visionen können sich manifestieren oder haben zumindest einen entscheidenden Einfluss auf die Entstehung der Wirklichkeit.

Bei der Menschwerdung benötigen wir Wegweiser, sonst sind wir verloren. Die Regeln und Traditionen des Landes, der Gemeinschaft und der Familie machen uns vor, wie gelebt werden soll, und deuten an, was alles bedeutet. In der modernen Welt sind die Traditionen unserer Gesellschaft aber bei Weitem nicht mehr so maßgeblich wie früher einmal. Heute identifiziert man sich mit anderen Menschen, mit denen man Beruf, Interessen oder gewisse Lebens- oder Leidenserfahrungen gemeinsam hat. Manche identifizieren sich mit Gleichaltrigen, der Jugendkultur, exzentrischen Randgruppen oder vielleicht sogar anderen ethnischen Gruppen. Der Mensch hat ein Bedürfnis nach Zugehörigkeit. Manche vergöttern öffentliche Personen wie Rockstars und ahmen sie nach, andere wollen ihre Zugehörigkeit zu einem „Stamm" durch Tätowierungen und Piercings beweisen, wieder andere geben ihre Individualität auf, um die „Unternehmensleiter" hochzuklettern, oder verbringen wertvolle Lebenszeit im Internet, um mit Fremden virtuell zu kommunizieren. Und das alles, um sich in einer zunehmend unverständlicheren Welt nicht allein zu fühlen. Wer sich verändert, muss entsprechende Kreise unter Umständen wieder verlassen, ob er will oder nicht. Manche versuchen, mithilfe von Schönheitsoperationen weiterhin zur Jugend zu gehören. Solche Bemühungen auf der Ebene von Äußerlichkeiten laufen ins Leere, wenn geistige und seelische Bedürfnisse nicht beachtet werden. Der Energiefluss dieser Bindungen an Menschen und Dinge erschöpft sich, und da kann es passieren, dass man schlaff und frustriert zurückbleibt. Sobald klar ist, dass das Objekt der Begierde niemals permanent erreichbar sein wird, schleicht sich ein Gefühl der Sinnlosigkeit ein. Seitdem existenzialistische und nihilistische Ansichten Teil des allgemein verbreiteten Gedankenguts geworden sind, sehen viele Menschen nicht mehr ein, dass sie sich an gesellschaftliche Normen halten sollen. Sie wollen ungebunden sein und bleiben beim Widerstand, nach dem Motto „Gott ist tot" oder „No future". Wenn wir nicht in der Lage sind, vorgeschriebene Denkweisen durch bessere Lösungen zu ersetzen, kann die freie Wahl zu einer unbezwingbaren Herausforderung werden. Ständige Unsicherheit und Verwirrung hat Dauerangst zur Folge. Das sich einstellende Unwohlsein wird ausgelebt in Form von übermäßiger Selbstbeobachtung, zwanghaftem Grübeln und anderen Zwängen oder auch Resignation. Das führt dann zu einer Abwärtsspirale aus Trübsal und Schmerz. Wenn sich die „schnellen Lösungen" in Form von Ablenkungen, Aufregungen und Rauschzuständen abgenutzt haben, fühlen sich die Menschen oft einsam und verloren inmitten eines Lebens, das nichtig erscheint und keine Hoffnung auf eine erstrebenswerte Zukunft in sich birgt. Das ist das Klima für Kummer, emotionale Störungen und Süchte.

Sucht und Gemütskrankheiten sind gekennzeichnet von der Unfähigkeit, eine spirituelle Heimat zu finden, es sich darin bequem zu machen und sie dauerhaft zu bewohnen. Biologische und andere körperliche

Faktoren spielen hier sicher eine Rolle, können aber von der geistigen Haltung beeinflusst und verändert werden. Es ist nachweisbar, dass eine solche spirituelle Grundhaltung die Führung, Sicherheit und Hoffnung bietet, die wir brauchen. Wer interessiert ist, wird wahrnehmen, dass geistige Prinzipien die physische Realität verändern können. Gedanken und Haltungen sind kreativ und lassen das entstehen, was wir wünschen und glauben und wovor wir Angst haben – auch wenn wir die Mechanismen dahinter nicht wirklich verstehen. Es ist wichtig, die eigene Kraft bewusst zu lenken und die Folgen zu berücksichtigen.

Der spirituelle Weg ist zu verstehen als die Suche nach den Mächten des Schicksals (im Gegensatz zu religiösen Überzeugungen, die behaupten, die Wahrheit zu kennen). Das Verbundensein mit einer höheren Macht, die Annahme der Gegenwart, eine Haltung aus Dankbarkeit, Bescheidenheit und auch Hilfsbereitschaft gegenüber anderen Menschen – all dies sind Bestandteile eines sinnvollen und lohnenden Lebens, in dem man sich selbst als wertvoll erfährt. Man fühlt sich stabil und verwurzelt und dabei empfänglich für die spirituelle Welt. Im Rahmen dessen kann Schicksal als „Gottes Wille" verstanden werden. Menschliches Leid, wie Depressionen, Angst und Sucht, wird gemildert durch die Annahme des gegenwärtigen Zustands oder durch „Harmonie mit den göttlichen Mächten", ohne sich den Schwierigkeiten zu widersetzen. Es versteht sich, dass die göttliche Lebensenergie mit jedem Atemzug durch uns hindurchfließt, während wir unser Schicksal dechiffrieren, schreiben und vollenden. Der Weg wird gefunden, während man ihn geht.

# I

# Meine Lebensgeschichte

*Is there something someone forgot to mention to me?*
Aus dem Lied *Too Many Questions* von Sam Sparro

Ich bin schon immer gerne auf Beerdigungen gegangen. Alles wird unwichtig. Es fällt einem wieder ein, dass es eigentlich nur darauf ankommt, da zu sein und weiterzuatmen, teilzunehmen und zu fühlen. Das wär's doch eigentlich.

Man wird erinnert … an die Vergänglichkeit, zurückgeworfen auf die vage Ahnung des großen Ganzen. Die Vergeblichkeit aller Sehnsüchte, Mühen und Sorgen kommt auf. Ewige Liebe und Treue bleiben im eigenen Inneren zurück (oder auch nicht). Besitz und Anerkennung werden als flüchtig entlarvt. Das ist mal eine Erleichterung.

Ich wollte, dass mir nichts was ausmacht. Es gab eine Zeit, da haben mir Heroin und Alkohol dabei geholfen. Leider kam mir ganz nebenbei (und erst mal unauffällig) das Gute abhanden, das mir gegeben worden war. Der Weg der Sucht führte mich in die Hölle und wieder zurück. Ich bin eigentlich schon froh, noch da zu sein und erzählen zu können, wie ich mich der giftinduzierten verzweifelten Gleichgültigkeit entziehen konnte.

Entscheidungen waren immer fragwürdig. Ich hatte irgendwie keine Ahnung, ging wie eine Schlafwandlerin durchs Leben und lebte Gefühle aus, im Guten wie im Schlechten. Das Resultat war ein unruhiges Dasein voller Liebe und Aufregungen. Nach und nach geriet ich in einen albtraumhaften Zustand, der nicht auszuhalten war. Es gibt verschiedene Blickwinkel, aus denen sich meine Geschichte erzählen lässt, und je nach Gesichtspunkt und momentanen Lebensumständen könnte sie auch unrichtig erscheinen. Ich kann es aber vielleicht so zusammenfassen: Ich habe mehrere Leben geführt, in Begleitung vieler wunderbarer und besonderer Menschen, von denen mir manche trotz meiner diversen Wandlungen geblieben sind (einige sind mir abhanden gekommen). Sie haben nicht immer das gemacht, was ich wollte. Ich vergebe ihnen. Als ich mich dem wilden, leichtsinnigen und verzweifelten Tanz am Rande des Abgrunds hingab, habe ich sie verletzt und musste sie dann auch um Verzeihung bitten. Ich wünschte, ich hätte es nicht allen so schwer gemacht, aber so war es nun mal.

Um meinen Lesern keine ausschweifenden Schilderungen suchtbedingter Zwangslagen zuzumuten, möchte ich hier eine Geschichte erzählen, die irgendwann Anfang der Neunzigerjahre stattfand (die zeitlichen Zusammenhänge sind mir ein bisschen verschwommen). Mein Verstand war ganz offensichtlich beeinträchtigt. Nachdem ich meine erste Ehe sowie meine Psychotherapiepraxis hinter mir gelassen hatte, zog ich mit meinem Sohn Jesse wieder zurück nach München (ohne einen Gedanken darauf zu verschwenden, dass ich ihn dadurch seinem liebevollen Vater in Los Angeles, der ihn über alles liebte, entzog). Mein zweiter Ehemann und ich arbeiteten hart in unserem flotten kleinen Schuhgeschäft für einen Lebensstil allnächtlicher Ausschweifungen und einer großzügigen Dauerversorgung mit Heroin. Erschöpft von unserem eigenen Hedonismus, beschlossen wir, nach Goa (Indien) zu reisen, um uns eine kleine Auszeit zu gönnen und wieder zu Kräften zu kommen.

Meine Freundin hatte uns in ihr Haus eingeladen. Wir ließen also den rauen deutschen Winter für einige Wochen hinter uns und trafen auf die in Goa ansässige

Gemeinde von Vollzeitreisenden aus aller Welt, die sich diesen paradiesischen Ort wegen seiner sanften, warmen und angenehm duftenden Luft, der wunderschönen Strände und der liebenswerten und freundlichen Einheimischen ausgesucht hatten. Schon am ersten Tag hatten wir eine tolle Quelle für erstklassiges Heroin zu einem super Preis ausfindig gemacht als Ergänzung zu unserem Johnny-Walker-Konsum. Und so ging es in einem ununterbrochenen Drogentran weiter.

Wir erhielten den Rat, uns ein Motorrad zu leihen, um mobil zu sein. Der Verkehr auf den unbefestigten Straßen war etwas verwirrend, weil in Indien ja das englische Linksfahrgebot gilt. Die diversen Verkehrsteilnehmer aus allen Ländern waren sich dabei nicht so sicher, weshalb man sich regelmäßig im letzten Moment durch Augenkontakt mit dem entgegenkommenden Fahrer entscheiden musste. Wir fanden das lustig – und dann hatten wir auch schon einen Unfall. Mein Mann verletzte sich am Ellbogen, ich am Knöchel. Genaugenommen war es uns egal (Heroin ist ein Schmerzmittel), und wir wuschen uns im einigermaßen verunreinigten Meer den roten Sand aus den Wunden. Wir dachten überhaupt nicht an eine Behandlung oder Bandage. Seine Wunden begannen zu heilen. Meine nicht, weil sie durch ihre Bodennähe ständig in Kontakt mit Schmutz und Sand kamen.

Meine Wunden wurden größer und fingen an zu eitern. Beim Hinsetzen streckte ich das verletzte Bein weg von mir, so als wollte ich nichts damit zu tun haben. Als ich einem Freund gegenüber darüber witzelte, dass ich bald Spuren im Sand hinterlassen würde durch das Nachziehen des Beins, meinte dieser, dass es wahrscheinlich demnächst drei Spuren sein würden – für einen Fuß und zwei Krücken. Ich fand das eine gemeine Bemerkung. Einige Tage danach waren wir im Dorf unterwegs, und es kam zu einem kurzen Augenkontakt zwischen mir und einem Bettler, der in Lumpen gekleidet am Straßenrand saß. Nach einem flüchtigen Blick auf meine Wunden weiteten sich seine Augen vor Angst (oder Ekel). Irgendwie berührte mich das, und ich nahm zur Kenntnis, dass hier irgendwas Schlimmes vor sich ging. Danach suchte ich dann endlich (wenn auch widerwillig) einen Arzt auf, der die ernsthafte Sorge äußerte, dass ich mir eine Blutvergiftung eingefangen hatte. Er rettete mir das Bein (und vielleicht das Leben) mit einer antibiotischen Behandlung in letzter Minute.

Der Fuß heilte weiterhin nicht. Trotzdem sahen wir keinen Grund, bereits den Heimflug anzutreten. Als es dann schließlich doch so weit war, fuhren wir mit dem Taxi zum Flughafen, und ich erinnere mich, wie ich mich mehrmals aus dem Fenster heraus übergeben musste. Ich weiß nicht, ob es am Heroin lag oder an der Magen-Darm-Infektion, die ich mir bei einer Vollmondparty im Freien eingefangen hatte (das Essen dort war auf dem Boden zubereitet worden). Wir waren so mit uns selbst beschäftigt, dass wir komplett übersahen, wie respektlos wir uns gegenüber meinen großzügigen und gastfreundlichen Freunden benommen hatten. Nach unserer Rückkehr nach Deutschland heilten die eiternden Wunden an meinem dick geschwollenen Fuß allmählich. Die Sucht hingegen hatte zugenommen. Wir hatten uns hoch dosiert, brauchten noch größere Mengen als früher und waren noch mehr mit der täglichen Beschaffung beschäftigt. Natürlich ging es bergab. Wir hingen herum, schlitterten blind in unmögliche Dilemmas hinein, ohne die Realität und die Konsequenzen unseres Handelns überhaupt wahrzunehmen.

Die letzten Jahre meiner Sucht waren hart. Mein Körper war ausgezehrt, die Ressourcen waren verbraucht. Es kam dann ein Moment der Klarheit, als ich verstand, dass Heroin und Alkohol nicht meine besten Freunde waren, sondern ganz im Gegenteil, die Ursache meiner Hölle, der Anfang und das Ende meines Wiederholungszwangs. Und so kapitulierte ich. Seit dem 2. Mai 1999, als ich nach Los Angeles zurückkehrte und mich im Promises Treatment Center einquartierte, bin ich clean und nüchtern. Nachdem das Streben nach Glück und das Leben nach der Devise „Drugs and Sex and Rock-n-Roll" bis zur Besinnungslosigkeit bei mir in erbärmlichem Jammer geendet hatte, war ich endlich bereit für etwas anderes. Man sagte mir: „Wichtig ist nur deine innere Bereitschaft." Ich dachte: „ Ja klar, ich kann den Willen dafür schon aufbringen. Was habe ich denn schon zu verlieren?" Und so habe ich gemacht, was notwendig war, und es hat dann auch geklappt.

Während meiner Rehabilitation habe ich gelernt, andere Menschen freundlich zu begrüßen und auch noch ein paar andere nützliche Dinge. Entschuldigungen und Wiedergutmachungen gaben mir meine Würde zurück. Ich bin heute nicht mehr bitter enttäuscht, wenn meine Erwartungen nicht erfüllt werden, und ich habe kein Interesse mehr daran, irgendjemanden zu beschuldigen, zu überreden oder zu kontrollieren. Mein Glück hängt weniger von anderen Menschen ab, sondern viel mehr davon, was ich selbst in meine eigene kleine Welt einbringe. Es ist wichtig, dass ich meine Aufmerksamkeit nicht den Schmerzen der Vergangenheit zuwende, sondern dem, was mich stärker werden lässt. Das macht das Leben so viel einfacher. Im Laufe dieses ganzen Prozesses bin ich ehrlicher geworden und habe nicht so sehr das Bedürfnis nach Verschleierung. Durch das Annehmen der Wahrheit tauchte mein Innerstes aus dem „Nebel“ der Unbestimmtheit auf, und ich fand meine Stimme. Indem ich mich um mein Leben kümmere und meine Schwächen zulasse, werde ich mutiger und zuversichtlicher. Wenn ich freundlich und liebevoll für die Menschen in meinem Umfeld da bin, gibt mir das ein gutes Selbstwertgefühl. Mir ist klar geworden, dass ich an einer Wahrnehmungsstörung leide, die tägliche Psychohygiene und spirituelle Führung erforderlich macht, damit ich geistige Klarheit und Ausgeglichenheit aufrechterhalten kann. Ohne das Zwölf-Schritte-Programm der Anonymen Alkoholiker ist das nicht zu schaffen. Dieses spirituell orientierte Programm unterstützt den Genesungsprozess und begleitet Suchtkranke in ein neues Leben (die zwölf einzelnen Schritte finden Sie unter www.anonyme-alkoholiker.de).

Meine schlummernde Seele ist wieder erwacht. Der spirituelle Weg aus Mitgefühl und Vergebung hilft mir, nicht so viel Energie für Angst und Abwehr zu verschwenden. Wenn ich mein Schicksal als göttlichen Willen annehme, wird Widerstand ersetzt durch Akzeptanz. Eine dankbare Haltung hilft mir dabei, den Kampf mit mir und der Welt ein bisschen loszulassen.

Das menschliche Dasein besteht für mich darin, offen zu sein für das Leben. Alles geht besser, wenn ich Liebe und Kreativität zulasse. Ich habe festgestellt, dass meine Begabungen dann zur Geltung kommen, wenn ich engagiert an meinem eigenen Leben teilnehme. Die aufrichtige Absicht, mich nützlich zu machen, gibt allem einen Sinn. Wenn ich in einer schwierigen Lage bin, stelle ich mir vor, was der Dalai Lama oder meine Katzen tun würden … Und dann weiß ich eigentlich meistens, was zu tun ist.

Mein Leben ist wertvoll geworden. Ich will keine Drogen und keinen Alkohol mehr, weil ich nicht mehr in der Dunkelheit leben will. Ich bin damit beschäftigt, Neues zu lernen und auch anderen Hoffnung und Mitgefühl entgegenzubringen. Heute kann ich zu meiner großen Zufriedenheit sagen, dass meine Launen, Nöte und selbstzerstörerischen Tendenzen nachgelassen haben. Tagtäglich, immer wieder und in jeder Situation darauf zu achten, das Richtige zu tun, anstatt die Augen vor der Realität zu verschließen … ist der Schlüssel zu einem guten Leben unter dem endlosen blauen Horizont. Ich höre dem Wind zu. Ich lebe im Licht.

*I'm walkin' on. I'm walkin' on. I'm walkin' on.*
Aus *Too Many Questions* von Sam Sparro

# II

# Alkoholismus und Sucht

## Teufelskreis

Süchte entführen
den Verstand und den Willen.
Dann muss ich wählen.
Das ist ein Dilemma:
– Ich soll Nüchternheit anstreben
und weiß gar nicht, wie.
– Ich kämpfe gegen ein Eindringen,
während der Feind doch innen ist
und mich behindert,
indem er mir die Zuversicht
und Entschlossenheit nimmt.
Manchmal schlittere ich in eine
lustlose Gleichgültigkeit:
– Die Wahrnehmung verschwimmt,
und ich vergesse,
nach dem Ausweg zu suchen.
Ich müsste
am Kompass festhalten,
den man mir mitgab,
auch wenn ich ihn hier im Nebel
nicht finden kann.
Ich treffe auf ein paar Leute,
die schon da waren:
Sie sagen, es ist nicht unmöglich …

## Alkoholsucht

In diesem Buch werden die Begriffe *Alkoholismus, Drogensucht* und *Abhängigkeit* austauschbar verwendet, auch wenn es natürlich Unterschiede zwischen den einzelnen Suchtformen gibt. Jeder Mensch reagiert anders auf Drogen. Je nach den Erfahrungen mit bestimmten chemischen Reaktionen im eigenen Körper zieht man die eine oder andere Substanz der anderen vor, aber das kann sich im Laufe der Jahre auch ändern. Auf der biologischen Ebene macht es keinen Unterschied, ob ein Betäubungsmittel illegal, rezeptpflichtig oder frei verkäuflich ist.

Das *Diagnostische und Statistische Manual Psychischer Störungen (DSM-IV)* klassifiziert Substanzen wie folgt (synonym gebrauchte Bezeichnungen in Klammern):

- Alkohol
- Amphetamine (alpha-Methylphenethylamin; andere häufig gebrauchte Bezeichnungen: Speed, Aufputschmittel; bekannte Präparate: Adderall, Dexedrine, Ritalin; auf Amphetaminbasis: Methamphetamin = Methylamphetamin oder Crystal Meth, Ice)
- Cannabis (THC = Tetrahydrocannabinol; Marihuana)
- Halluzinogene (LSD = Lysergsäurediethylamid, Acid)
- Inhalantien
- Koffein
- Kokain (Crack, Koks)
- Nikotin

- Opiate (Heroin, Morphin, Methadon, Codein, Oxycodon sowie Hydrocodon wie z. B. Vicodin)
- Phencyclidin (= PCP, Engelsstaub)
- Sedativa (Beruhigungsmittel, Hypnotika, Anxiolytika: Benzodiazepine, z. B. Ativan, GHB, Valium, Xanax; Barbiturate wie z. B. Phenobarbital, Nebutal, Secobarbital)
- Multiple Substanzen (Einnahme mehrerer Suchtmittel)
- Andere (z. B. MDMA = Methylendioxy-Methylamphetamin wie z. B. Ecstasy)

Diese Substanzen sind bekanntlich suchterzeugend oder können es sein, aber man kann auch süchtig werden nach endogenen Substanzen, die das Gehirn produziert, unter Umständen, ohne sich dessen bewusst zu sein. Das ist oft der Fall bei Liebes- und Sexsucht, Esssucht oder Spielsucht, denn es wird eine Vielzahl von Neurotransmittern, Hormonen und anderen Substanzen, wie Endorphinen oder Adrenalin, ausgeschüttet, die sich auf die Stimmung auswirken. Man kann auch abhängig werden von gefährlichen und gewalttätigen Erfahrungen oder Aktivitäten, die ablenken oder stimulieren – zumindest wenn sie zwanghaft verfolgt werden. Wer ein konventioneller Typ ist, wird vielleicht legale Substanzen oder verschreibungspflichtige Medikamente bevorzugen. Alkohol und Benzodiazepine werden häufig eingenommen, wenn sich jemand ruhelos, reizbar und unzufrieden fühlt. Wer Aufregung liebt, gibt sich eher dem Reiz des Verbotenen hin. Wer unter Angstzuständen leidet, hält sich mehr an Opiate oder Benzodiazepine. Wer zu Halluzinogenen greift, ist meistens auf Bewusstseinserweiterung aus. Wer eine Aufmerksamkeitsdefizit-/Hyperaktivitätsstörung (ADHS) hat, greift womöglich zu Kokain, Crack oder Amphetaminen, weil diese einen „paradoxen Effekt“ haben können; das heißt, ihre Wirkung ist nicht stimulierend, sondern wirkt der Hyperaktivität entgegen und hilft somit der Konzentration. Die meisten Alkoholiker sind aber keine Puristen, sondern nehmen verschiedene Suchtmittel – je nach Verfügbarkeit. Für das Verständnis von Sucht sind Unterscheidungen zwischen flüssigen, festen oder pulverförmigen Substanzen oder nach der Art der Verabreichung unerheblich. Das „ismus“ im Alkoholismus bezieht sich weniger auf das Trinken selbst – es geht hier mehr um eine überreizte und pathologische Reaktion auf die Realität und das unwiderstehliche Bedürfnis, ihr zu entfliehen.

Das amerikanische *DSM-IV* unterteilt Drogenmissbrauch je nach dem Schweregrad der Abhängigkeit:

**Abhängigkeit** (oder **Sucht**) ist definiert als Verhaltensstörung mit klinisch relevanten Beeinträchtigungen, die sich in mindestens drei der nachfolgenden Symptome manifestieren:

1. Toleranz – „Notwendigkeit zur deutlichen Substanzerhöhung“
2. Entzug – „Entzugssymptome (substanztypisch)“
3. Einnahme „in größeren Mengen oder über einen längeren Zeitraum als ursprünglich beabsichtigt“
4. Andauernder Wunsch oder erfolglose Versuche, „den Gebrauch zu reduzieren oder zu beenden“
5. „Der Betroffene verbringt einen Großteil des Tages damit, sich die Substanz zu beschaffen, sie zu konsumieren oder sich von ihren Wirkungen zu erholen.“

6. „Wichtige soziale, berufliche oder Freizeitaktivitäten werden wegen des Substanzgebrauchs aufgegeben oder reduziert."
7. „Obwohl erkannt wird, dass die Substanz an der Entstehung psychischer oder körperlicher Probleme beteiligt ist, wird der Substanzgebrauch fortgesetzt."

**Substanzmissbrauch** ist definiert als Verhaltensstörung mit klinisch relevanten Beeinträchtigungen, die sich in mindestens einer der nachfolgenden Weisen manifestieren:

1. „Versagen bei wichtigen Verpflichtungen" (Arbeit, Schule, zu Hause) aufgrund „wiederholten Substanzgebrauchs"
2. Wiederholter „Zustand der Intoxikation in Situationen, die eine körperliche Gefährdung mit sich bringen (z. B. beim Autofahren)"
3. „Es kann im Zusammenhang mit dem Substanzkonsum auch wiederholt zu Problemen mit dem Gesetz kommen."
4. „Andauernde oder immer wiederkehrende soziale oder zwischenmenschliche Probleme"

In diesem Zusammenhang möchte ich zwei weitere Phänomene hinzufügen, die in einem späteren Stadium der Sucht auftreten können:

- Gewöhnung – die Substanz erzeugt unabhängig von der zugeführten Menge nicht mehr den gewünschten Effekt, was potenziell zu einer (unbeabsichtigten) Überdosierung führen kann.
- Rebound-Effekt – eine der Wirkung der Substanz

entgegengesetzte Reaktion – wenn also zum Beispiel Benzodiazepine angstverstärkend wirken oder Opiate zu Hyperästhesie (gesteigerter Schmerzempfindlichkeit) führen.

Bevor ein Problem gelöst werden kann, muss es erkannt werden. Lassen Sie die Überlegung zu, ob bei Ihnen eine Abhängigkeit vorliegt. Welches Suchtmittel auch immer Sie bevorzugen – Heilung ist mit der Abstinenz von allen bewusstseinsverändernden Substanzen verbunden. Im Falle einer affektiven oder einer mental-psychischen Störung ist auch professionelle Hilfe in Anspruch zu nehmen – suchen Sie einen Psychotherapeuten oder Psychiater auf.

Als Folge der Sucht verändert sich im Laufe der Zeit das Gehirn – durch biochemische Anpassung sind andere Reaktionen auf Substanzen zu beobachten. Der Süchtige will die schönen Erinnerungen aus der Anfangszeit des Drogenkonsums reaktivieren, aber das geht nicht. Es ist vorbei. Das kann zu einem Wiederholungszwang führen, wie in dem Film *Und täglich grüßt das Murmeltier*, bei dem derselbe Tag auf vergebliche und tragische Weise immer wieder erlebt wird. Wenn Sie das einmal wirklich verstanden haben, können Sie Ihren Weg befreit fortsetzen, auch wenn Sie den alten Zeiten vielleicht noch ein bisschen nachtrauern.

Der Heilungsprozess wird anfangs mit einigen Beschwerden einhergehen. Sobald man darüber hinweg ist, wird es möglich, Ruhe und Frieden zu finden. Wenn das Gehirn wieder funktioniert, besteht Aussicht auf ein gutes Leben. Man kann es schaffen. Es gibt ein Leben nach den Drogen!

## Sind Sie ein kleiner grüner Frosch?

Als Kind hatte ich einen kleinen grünen Frosch. Er war ganz federleicht und konnte mühelos und elegant hüpfen. Weil ich in unserer Stadtwohnung aber keine Fliegen heranschaffen konnte, entschloss ich mich schweren Herzens und im Interesse seines Überlebens, den Frosch meiner Freundin zu geben. Ihr Vater fütterte ihn dann gleich am ersten Tag mit 36 Fliegen aus dem eigenen Garten. Auch wenn er es gut meinte – das war des Froschs Tod. Man lernt: Die Dosis macht das Gift. Der kleine Frosch hätte doch so ein schönes Leben haben können in dem Garten in Solln, aber es war ihm nicht vergönnt. Er merkte einfach nicht, wann es genug war. Frösche kennen kein Sättigungsgefühl. In der freien Natur brauchen sie das auch nicht, weil sie gar nicht fähig sind, eine für sie tödliche Anzahl von Fliegen zu fangen. Der Frosch war wie ein Auto ohne Bremsen: Er fuhr mit unverminderter Geschwindigkeit immer weiter, bis es zum Unfall kommen musste. Vielleicht befürchtete er, dass ihm die Fliegen wieder ausgehen würden. Der Frosch verhielt sich wie ein Alkoholiker.

Im Laufe der Evolution, in der Zeit, als wir uns noch in der Wildnis herumtrieben, war unsere Fähigkeit, ein Sättigungsgefühl zu spüren, überhaupt nicht lebenswichtig. Tot herumliegende Beute wird schnell eklig, und es ist eher lästig, jedes Mal auf die Jagd gehen zu müssen, wenn man Hunger hat. Sich eine große Nahrungsmenge einzuverleiben, solange sie genießbar und vorhanden ist, war ganz klar vorzuziehen.

Auch Krebszellen zeichnen sich durch eine unersättliche und letztendlich tödliche Gier aus. Das unterscheidet sie von gesunden Zellen. Sucht ist die unablässige Gier nach mehr, das Nichtvorhandensein des Sättigungsgefühls und die Unfähigkeit, zufrieden und erfüllt abzulassen vom Objekt der Begierde. Die gesunden, lebenserhaltenden Instinkte werden ersetzt durch ein zwanghaftes Verlangen nach einer Substanz, welche die Gier stillen soll, das aber nicht kann. Denn so, wie der Frosch auch noch die nächste Fliege schluckt, die man ihm hinhält, wird auch der Süchtige immer mehr wollen, weil sein Mangelgefühl bodenlos und unersättlich ist. Genug ist niemals genug. Suchtabhängige sind ständig dabei, eine innere Leere zu füllen – selbst wenn sie dabei umkommen.

## Selbstmedikation

Unsere Gehirnzellen, die Neuronen, kommunizieren mittels Neurotransmittern wie Serotonin, Dopamin, Norepinephrin und Aminobuttersäure miteinander. Bei Alkoholikern weisen die Neurotransmitterwerte große Schwankungen auf, was unangenehme Gefühlszustände wie Angst und Depressionen zur Folge hat. Neue Forschungsergebnisse legen die Existenz eines Alkoholismus-Gens nahe, das einen Mangel an Dopamin-Rezeptoren im Gehirn des Süchtigen verursacht. Dies deutet auf eine Suchtgefährdung durch eine entsprechende genetische Prädisposition hin.

Rauschmittel wirken sich auf das limbische System des Gehirns aus, den Sitz des Überlebenstriebs. Sie beeinflussen dadurch auch die Emotionen, das Gedächtnis, das Lernvermögen und den Appetit. Aufgrund der zu geringen Anzahl von Dopamin-Rezeptoren fühlt sich ein Alkoholiker vielfach „unruhig, reizbar und unzufrieden" und versucht, diese Zustände mithilfe irgendeiner Selbstmedikation zu mildern. Seine „Arzneimittel" heißen Alkohol, Heroin (oder andere Opiate), Marihuana (oder andere Halluzinogene), Kokain (oder andere Stimulantien, wie Crack), angstlösende Arzneistoffe (Benzodiazepine, wie etwa Valium) und so weiter. Als Reaktion auf diese chemischen Substanzen verändert sich die Chemie des Gehirns mehr oder weniger dauerhaft – über den gewünschten Effekt hinaus. Das Ergebnis heißt Sucht. Wenn die Wirkung der Drogen nachlässt, sinkt der Neurotransmitterspiegel noch weiter als zuvor und ist dann so niedrig, dass man sich noch unwohler fühlt. Das Gehirn gerät allmählich völlig aus dem Gleichgewicht, und man sieht sich gezwungen, die entsprechende Substanz weiterhin zu nehmen, auch wenn man sich bereits in Lebensgefahr befindet.

Süchtige suchen auch auf der Verhaltensebene Erleichterung, indem sie seelische Schmerzen durch die Ausschüttung von Endorphinen betäuben. Endorphine sind körpereigene Schmerzmittel, die einen Zustand des Wohlbefindens herbeiführen. Schmerzen, Stress und Aufregung veranlassen das Gehirn, Endorphine zu produzieren, um das Gleichgewicht wiederherzustellen. Bei bestimmten Formen der Sucht soll genau dies erreicht werden. Dazu zählen zum Beispiel Sex-, Kampf- und Spielsucht oder auch exzessives Training – alles, was den Abbau von Spannungen verspricht, entweder sofort oder über eine vorübergehende Spannungssteigerung. Leider sind all diese Aktivitäten für den Suchtkranken unzureichend.

Seit einigen Jahren gibt es nun auch Arzneistoffe, welche die Drogenabstinenz unterstützen, ohne neue Abhängigkeiten zu erzeugen. Am häufigsten verwendet werden Antidepressiva der Klasse der *Selektiven Serotonin-Wiederaufnahmehemmer (SSRI)* wie zum Beispiel Prozac, die für einen konstant hohen Serotoninspiegel sorgen. *SNRI (Serotonin-Noradrenalin-Wiederaufnahmehemmer)* wie Effexor hemmen die Rückaufnahme der beiden Neurotransmitter und können Depressionen, Ängste und Zwangsneurosen mildern.

Für die Anonymen Alkoholiker (AA) ist Alkoholismus eine seelische, psychische und physische Krankheit. Spirituelle Unterstützung und Anleitung durch die AA sowie Psychotherapie und Medikamente können bei einer Behandlung kombiniert werden. Tägliche Atemübungen, Gebete und Meditationen verhelfen zur Entspannung, die wiederum Angst und Unruhe entgegenwirkt. Ganz ohne Anstrengung geht es nicht, aber es ist dauerhafte Erleichterung möglich. Voraussetzung ist allerdings, dass der Alkoholiker seine Meinung im Verlauf des Genesungsprozesses nicht plötzlich wieder ändert …

## Hedonismus

Die Hirnforschung trägt bei zur Aufklärung selbstzerstörerischen Suchtverhaltens, das vielfach so unbegreiflich erscheint. Suchtmittel ahmen chemische Stoffe im Gehirn nach, die für angenehme Gefühle sorgen, und das Gehirn gewöhnt sich schnell daran. Während des Gewöhnungsprozesses werden immer höhere Dosen des Suchtmittels erforderlich. Wenn die Drogen ausgehen, fühlt man sich schrecklich und leidet an Entzugserscheinungen. Das alles gehört zum Wesen der Sucht.

Das Gehirn setzt Dopamin frei, eine Substanz, die uns als Belohnung für lebenserhaltendes Verhalten ruhig und zufrieden macht. Dopamin wird ausgeschüttet, wenn wir Hunger durch Essen oder Durst durch Trinken stillen, oder wenn sexuelle Gelüste durch Sex befriedigt werden. Oder auch wenn wir uns mittels des „Kampf-oder-Flucht-Reflexes" vor einer Gefahr zu schützen versuchen. Im Suchtgehirn sind die Reaktionen auf Ereignisse und Drogen etwas anders: Die Einnahme von Drogen veranlasst das Überlebenssystem zu einem extremen Dopamin-Ausstoß, der die Chemie des Gehirns verändert. Das Bedürfnis nach immer mehr ist schon „vorprogrammiert" und wird weiter verstärkt. Das Gehirn gerät zunehmend aus dem Gleichgewicht – der „hedonistische Sollwert" steigt, und die Bedürfniserfüllung, der „Suchtdruck", erhält eine lebensbedrohliche Dringlichkeit, bis alle Handlungen nur noch von einem unstillbaren Hunger nach Erleichterung getrieben werden, während die tatsächliche Lebensgefahr vernachlässigt wird. Die Vermeidung von Schmerz und das zwanghafte Bedürfnis, sich „normal" zu fühlen – beides ursprünglich nicht verkehrt – dienen nur noch der Sucht.

Suchtkranke müssen extreme Reaktionen aushalten. Mit „Hedonismus" fängt es an: Die unerträgliche Intensität der Gefühle soll gemindert werden, aber dabei wird auch die Wahrnehmung verzerrt. Unter Drogeneinfluss beurteilen und begreifen wir die Dinge anders. Es kann dringend notwendig erscheinen, gewisse Dinge zu tun, die eigentlich inakzeptabel sind. Das wird nach Kräften verheimlicht, und man wird defensiv, wobei man beschämt andere Menschen angreift und beschuldigt. So werden im Laufe der Zeit andere Erfahrungen und Ereignisse ins Leben gerufen. Wir stellen uns unserer Verantwortung nicht, und das Leben wird frustrierend, verwirrend und Furcht einflößend. Es wird schwieriger, Versprechen einzuhalten, und so enttäuschen wir die Menschen um uns herum. Damit können wir nicht umgehen und ziehen uns immer mehr zurück. Wenn die Drogen knapp werden, überkommt uns Unruhe, Beklemmung, Depression und Verzweiflung. Entzug muss um jeden Preis vermieden werden, und so wird eine zuverlässige Beschaffung erstrangig. Wir sind hauptsächlich damit beschäftigt, Drogen zu besorgen und zu konsumieren und nehmen die Realität nur noch verzerrt wahr. Das Leben wird chaotisch.

An diesem Punkt sind die Probleme und das Chaos nur noch „zugedröhnt" zu ertragen. Wenn sich alles um die Drogenbeschaffung dreht, versinkt das ganze Leben in Chaos und Hoffnungslosigkeit – die Realität wird komplett inakzeptabel, und das Festhalten an der Scheinwelt bringt einen um. Irgendwann können auch Drogen keine echte Erleichterung mehr herbeiführen. Gefühle von Freude und Glück sind blasse Erinnerungen aus einem anderen Leben. Man kann der Verzweiflung einfach nicht mehr entkommen. Für den lebensmüden Suchtkranken geht's ums Überleben ohne guten Grund. Manche geben sich eine Überdosis, wenn sie den unbarmherzigen täglichen Lebenskampf nicht mehr aushalten. Andere kapitulieren und suchen Heilung …

## Mitten im Gehirn

Wie man es auch betrachtet: Es ist nicht leicht, süchtig zu sein. Man kämpft mit etwas, das sich im Zentrum des Gehirns befindet und daher nicht abzuschütteln ist. Trotzdem kann man aufhören, und das ist eigentlich alles, was man dazu wissen muss. Es ist viel einfacher, nüchtern zu leben als mit einem vergifteten Gehirn. Man kann wieder klar denken, sich um Sachen kümmern und gute Entscheidungen treffen. Man bekommt sein Leben zurück. Das ist doch gut.

Während der Sucht und in der frühen Genesungszeit ist der präfrontale Cortex, jener Bereich des Gehirns, der für logisches Denken und bewusste Entscheidungsprozesse zuständig ist, unteraktiv. Folglich ist das Denken unklar, und man tut „undenkbare" Dinge. Man fühlt sich dem Leben gegenüber hilflos und ist überfordert von alltäglichen Aufgaben, über die gesunde Menschen kaum nachdenken. Es dauert etwa neunzig Tage, bis sich die Gehirnfunktionen wieder normalisieren, was alles in allem gar nicht so lange ist. Während dieser Zeit braucht man viel Anleitung, Unterstützung und Ermutigung, um sich nicht so verloren vorzukommen. Die Anonymen Alkoholiker bieten genau das. Man bekommt die Chance, sich ganz allmählich zu verändern und Selbstbewusstsein und Klarheit zu erlangen.

Jetzt zum Mittelhirn, dem Sitz der Überlebensfunktionen, das „Belohnungssystem", wo es darum geht, dass in den Synapsen möglichst viel Dopamin vorhanden ist, damit man sich wohlfühlt. Normalerweise

nach sich ziehen als Alkohol. Bei polyvalenter Abhängigkeit (mehrfacher, d. h. von verschiedenen Suchtmitteln) vervielfältigt und verkompliziert sich der Suchtprozess, und das Gehirn wird in zunehmendem Maße unfähig, das so verzweifelt gesuchte Wohlbefinden zu erzeugen. Die Beseitigung dieser schädlichen und andauernden Veränderungen im Körper während des Entzugs ist entsprechend schwierig und langwierig.

Alkoholismus ist eine chronische Krankheit, die andauernder Behandlung bedarf. Während der Genesung lernt man, mit dem Alkoholismus umzugehen. Das Zwölf-Schritte-Programm der Anonymen Alkoholiker stellt Werkzeuge bereit, die dazu verhelfen, dass man sich wohlfühlt. Man kann heraus aus der Abwärtsspirale der Selbstzerstörung und endlich ein bisschen Ruhe und Frieden finden.

## Lawine

Viele gehen nicht hin.
Manche kommen nicht an,
egal, was sie tun.

Manchmal
kann ein einziger Schritt
eine Lawine auslösen, die so brutal ist,
dass sie alles zermalmt,
was sich ihr in den Weg stellt.
Man kann nie wissen.

Unbewusste Bewusstseinsinhalte
oder auch die Überzeugung
von der eigenen Wertlosigkeit
und der Sinnlosigkeit des Lebens
können einen auf Abwege führen,
wo man verloren ist
und womöglich
eine Lawine auslöst,
die nicht mehr aufzuhalten ist.

Es wird gesagt …
dass man das wiederholen muss,
was man vergessen hat.
Also stellt sich für den Überlebenden
einer solchen Katastrophe
die Frage,
ob man sich vielleicht doch erinnern will …

# III

# Das richtige Werkzeug

*Manchmal, wenn wir in einem Netz ungesunder Wünsche gefangen sind, denken wir, dass wir auf dem Weg zum Glück wandeln. Ein solcher Selbstbetrug hat immer Leiden zur Folge.*

Aus: *Die Lehre über die Liebe* von Thich Nhat Hanh

## Wie eine gute Mutter

Viele Abhängige und Co-Abhängige entstammen schwierigen Familienverhältnissen und wurden als Kinder nicht (ausreichend) ermutigt oder getröstet. Manche mussten sich Dinge anhören wie: „Du taugst nichts!"– „Du wirst es nie lernen!"– „Warum kannst du nie etwas richtig machen?" Sie haben solche Aussagen dann ins Unterbewusstsein aufgenommen, und die innere Stimme wiederholt diese auch noch Jahre später, spielt sie quasi immer wieder vom Band ab. Man ist sich über diese inneren Verbalisierungen nicht unbedingt im Klaren. Oft merkt man das gar nicht. Womöglich hat man mit den Menschen, die diese Dinge irgendwann gesagt haben, schon lange nichts mehr zu tun – aber ihre Worte wirken nach und hinterlassen Unsicherheit, Minderwertigkeitsgefühle, Hoffnungslosigkeit oder Angst. Während der Rehabilitation lernen wir, solche destruktiven Denkmuster zu erkennen und loszulassen. Wir lernen nach und nach, sie durch Gedanken zu ersetzen, die ein positives Selbstbild fördern. So kann das Selbstbewusstsein wachsen, und man traut sich mehr zu, während Selbsthass und selbstzerstörerische Neigungen schwinden.

Nehmen Sie Ihre Gedanken vorsichtig und behutsam einfach nur zur Kenntnis, ohne darüber zu urteilen oder sie zu kontrollieren. Werden Sie still und versuchen Sie, sich selbst kennenzulernen. Es hilft, zufällige Gedanken aufzuschreiben, auch wenn sie belanglos erscheinen – täglich eine Seite, einfach so, unkorrigiert. Sie werden merken, dass sich die innere

Stimme langsam verändert. Der „innere Sadist“, wird leiser und schwächer. Ersetzen Sie negative Glaubenssätze durch positive Formulierungen, die für Sie passen, wie beispielsweise: „Ich darf Fehler machen und daraus lernen.“ – „Ich verdiene es, ein gutes Leben zu haben.“ oder: „Ich habe das Recht, glücklich zu sein.“ Schreiben Sie auch das auf.

Stellen Sie sich einen Moment lang vor, Sie wären ein kleines Kind, das sich von einer schweren Krankheit erholt. Stellen Sie sich weiter vor, Sie selbst wären die Mutter, die mit ihrem Kind redet. Sprechen Sie aus, was eine gute Mutter in solch einem Fall sagen würde: „Mach dir keine Sorgen, mein Schatz, du bist nicht allein und wirst beschützt, morgen geht es dir schon wieder viel besser.“ Und auch wenn Sie merken, dass Sie einen Fehler gemacht haben, seien Sie selbst Ihre gute Mutter: „Das ist doch kein Problem, jeder macht mal einen Fehler. Nächstes Mal machst du es besser. Ich hab dich immer lieb.“ Wenn Sie feststellen, dass Sie in Selbstverachtung zurückfallen, wiederholen Sie die Übung immer wieder und sagen Sie das zu sich selbst, was Sie einem Kind sagen würden, das Sie lieben. Solche kognitiven Techniken werden angewandt, um eingefahrene Denkmuster zu durchbrechen, die Emotionen wie Angst und Hoffnungslosigkeit auslösen. Nehmen Sie Ihr Schicksal an, so wie's gerade ist, auch wenn eine problematische Lebensphase vielleicht etwas länger andauert. Innere Prozesse brauchen ihre Zeit und können nicht unbedingt beschleunigt werden. Nehmen Sie sich so, wie Sie sind, und verlangen Sie nicht von sich selbst, anders, besser, klüger, schneller zu sein. Das ist gar nicht notwendig. Seien Sie gütig zu sich und gehen Sie so mit sich um wie eine liebevolle Mutter mit ihrem Kind. Vielleicht kommt Ihnen das alles etwas albern vor, aber Sie werden schnell merken, dass es funktioniert.

Die Rehabilitation muss oberste Priorität haben – und zwar auf täglicher Basis. Der Genesungsprozess beinhaltet eine mentale Umorientierung, wobei man sich bewusst mit den eigenen Denkmustern auseinandersetzt. Die Aufmerksamkeit wird auf den inneren Prozess gelenkt – aber seien Sie freundlich und nachsichtig mit sich. Heilung und Wachstum benötigen Zeit. Wann immer Sie in störende Denkmuster zurückfallen, nehmen Sie diese als einen Teil Ihrer selbst an, dem Sie mit Geduld und Nachsicht begegnen. Auch Gebete helfen, die Anfangszeit durchzustehen. Es geht nicht um das Streben nach Fehlerlosigkeit, sondern um die Teilnahme am Leben, um das Sammeln von Erfahrungen. Erlauben Sie sich, in Ihrem eigenen Tempo weiterzumachen, auch wenn es Ihnen langsam erscheint. So wie ein Kind am Anfang ein Rad mit Stützrädern fährt, werden auch Sie eines Tages dieser Phase entwachsen.

## Tägliche Mentalhygiene

Meine Katzen widmen sich ihrer Fellpflege normalerweise sehr ausgiebig, aber immer wenn ich von einer Reise zurückkehre, bemerke ich eine deutliche Vernachlässigung an ihnen. Ihr Fell wird struppig, wenn sie sich vernachlässigt fühlen. Alkoholiker erinnern mich irgendwie an meine einsamen Katzen – die tägliche Hygiene wird unwichtig: Körperpflege, Haushaltsführung und andere praktische Dinge des täglichen Lebens sind ihnen anscheinend ziemlich egal.

Die Anonymen Alkoholiker haben deshalb das Motto „Zieh dich an und zeig dich, egal, wie du dich fühlst" entwickelt – etwas, das für andere Menschen eigentlich selbstverständlich ist. Die Idee dahinter ist, dass Anteilnahme am eigenen Wohlergehen wichtig ist und Depressionen entgegenwirkt, weil das Unterbewusstsein die Meldung erhält: „Ich kümmere mich um mich – alles ist gut." Und man fühlt sich besser.

Eine meiner Patientinnen klagte über Depressionen. Ganz nebenbei bemerkte sie irgendwann den Abfall in ihrer Wohnung, der sich ansammelte, weil sie sich nicht dazu aufraffen konnte, ihn regelmäßig wegzubringen. Ich gab ihr als „Hausaufgabe", jeden Tag ein Mal zur Mülltonne zu gehen, um ihre Abfälle zu entsorgen, und mir anschließend jedes Mal eine kurze Mitteilung zu schicken. Sie erfüllte die Aufgabe, und allmählich begann es ihr besser zu gehen. An sich war das alles keine große Sache, aber sie fühlte sich ermutigt, einfach weil sie merkte, dass es ein kleiner Fortschritt in die richtige Richtung war. Diese kleine Aufgabe zu erledigen, das war der Anfang, und sie konnte sich nach und nach immer mehr von ihrem eigenen Widerstand gegen das Leben befreien.

Machen Sie jeden Tag einen Schritt nach vorne – in Richtung besserer Selbstfürsorge, ganz gleich, ob Sie nun gerade „Lust haben" oder nicht. Nach den ersten Schritten wird es immer leichter, weil Sie dann bereits wissen, dass es möglich ist. Auch eine Bergbesteigung fängt mit einem ersten Schritt an. Es ist ein sich selbst verstärkender Mechanismus – man wird ermutigt durch die eigene Aktion, und dann schafft man es auch.

## Atmen und Meditieren

Geist ist Energie. Wohin auch immer man seine Aufmerksamkeit richtet, die Energie folgt. Jede Wahl, die man trifft, lenkt den Geist und hat energetische Konsequenzen. Die Gedanken beeinflussen die Gefühle, die wiederum auf die Gedanken rückwirken – eine „Rückmeldungsschleife“. Als Reaktion auf eine wahrgenommene Bedrohung bereitet sich das Nervensystem auf den sogenannten Kampf-oder-Flucht-Reflex vor. Das entscheidende Wort hier ist *wahrgenommen*. Wer unerledigte Themen der Vergangenheit mit sich herumträgt, erlebt Bedrohungen, die gar keine sind, ist grundlos ständig überwachsam. So ein anhaltender Erregungszustand vergeudet viel Energie. Es ist, als gäbe man Gas, bis der Motor aufheult, ohne einen Gang einzulegen. Am Ende ist der Benzintank leer, und das Auto geht kaputt.

Bei innerer Unruhe ist die Atmung flach. Wer ängstlich oder wütend ist, kann sich nicht entspannen. Sobald man anfängt, tief durchzuatmen, wird ein anderer Impuls ans Gehirn gesendet, welcher der Aufregung entgegenwirkt. Man beginnt, sich zu entspannen. Atemübungen können helfen, zwanghaft Angst erzeugende Gedanken zu entschärfen (siehe den Abschnitt „Atemübungen“, S. 57). Man lernt, seinen Geist zu zähmen und negative Gedanken abzuschalten – eine erstklassige Technik für den Seelenfrieden, wenn sie täglich angewandt wird. Man kann zur Verstärkung des Prozesses noch innere Bilder hinzufügen (siehe den Abschnitt „Visualisieren“, S. 65). Mit zunehmender Erfahrung ist man in der Lage, auch ohne diese Werkzeuge zu meditieren. Man lernt, ruhig zu werden und Trost und Freude in sich selbst zu finden, indem man einfach auf seinen Atem achtet.

## Atemübungen

Toxine und ein überaktives Gefühlsleben führen zu einem Ungleichgewicht im Energiehaushalt. Wenn das System von der andauernden Belastung erschöpft ist, können sich Sorgen oder chronische Wut allmählich in einer körperlichen Krankheit manifestieren. Mit den folgenden Atemübungen bringen Sie Ihre Energieströme ins Gleichgewicht, falls es Ihnen schwerfällt, sich zu entspannen. Sollten Sie noch keinerlei Erfahrung mit Meditation haben, dann sind diese leichten Übungen wunderbar. Man gewöhnt sich daran, einfach ruhig dazusitzen und auf den eigenen Atem zu achten. Durch das Zählen wird verhindert, dass man sich obsessiv mit Gedanken beschäftigt. Machen Sie die Übungen zu einer allmorgendlichen Gewohnheit, und Sie werden sich tagsüber viel besser und ruhiger fühlen. Vielleicht möchten Sie zusätzlich auch mit inneren Bildern arbeiten (siehe den Abschnitt „Visualisieren“, S. 65).

Suchen Sie sich zu Hause einen bequemen Platz, wenn möglich nahe an einem Fenster, durch das Sie den Himmel sehen können. Setzen Sie sich aufrecht hin und halten Sie den Rücken ganz gerade (fast wie eine Marionette). Stützen Sie, falls erforderlich, den unteren Rückenbereich mit einem Kissen ab. Senken Sie bewusst die Schultern (sorgengeplagte Menschen ziehen ihre Schultern oft unbewusst nach oben) und legen Sie Ihre Hände locker in den Schoß. Die Füße sollten mit der ganzen Sohle auf dem Boden aufliegen, damit Sie gut „geerdet“ sind. Wenn es bequemer für Sie ist, können Sie die Füße auch auf die Sitzfläche hochziehen und kreuzen. Wenn Sie so weit sind, schließen Sie die Augen, nehmen einen tiefen Atemzug und halten den Atem an, während Sie langsam bis sieben zählen. Danach locker und gleichmäßig ausatmen. Nun atmen Sie ein paar Mal ganz normal ein und aus und wiederholen das Ganze insgesamt sieben Mal.

Setzen Sie sich bequem hin, wie oben beschrieben, schließen Sie die Augen und atmen Sie tief ein. Danach atmen Sie langsam aus, und wenn Sie Ihre Lunge vollständig entleert haben, halten Sie den Atem an, während Sie langsam bis fünf zählen. Dann wieder einatmen und ein paar normale Atemzüge durchführen. Diesen ganzen Prozess wiederholen Sie dann noch vier Mal. Anschließend atmen Sie wie gewohnt weiter und denken nicht mehr an diese Atemübung. Sie ist reinigend und, ob Sie es glauben oder nicht, sehr hilfreich, wenn eine Erkältung im Anzug, aber noch nicht richtig ausgebrochen ist.

*Wenn Sie sieben Mal einatmen und die Luft danach anhalten, zirkuliert der Sauerstoff durch Ihr gesamtes Kreislaufsystem, und Sie werden bekommen, wonach Sie sich sehnen.*

Yogi Bhajan

## Der Zauber des Gebets

Wenn ich morgens aufwache, spreche ich ein paar Gebete und danke Gott für das Gute in meinem Leben. Ich mache eine Dankbarkeitsliste, die etwa so klingt: „Danke, dass ich clean und gesund bin, dass ich sehen und hören kann, gehen, sprechen und atmen kann, dass ich keine Schmerzen habe und alles tun kann, was ich möchte. Danke für all die Liebe und die Freude in meinem Leben. Danke für alles." Ich erwähne alle positiven Dinge, die mir einfallen. Manchmal bedanke ich mich für den blauen Himmel. „Bitte zeige mir den richtigen Weg und gib mir Kraft, damit ich Liebe und Freude geben kann. Dein Wille geschehe. Bitte beschütze mich und die Menschen, die mir am Herzen liegen (ich zähle ihre Namen auf)."

Wenn ich mein Herz mit Liebe fülle und den gesamten Tag zum Gebet mache, fühle ich mich zufrieden, ganz und vollständig. Wenn ich merke, dass Sorgen in mir hochsteigen, bete ich. Wenn ich zornig bin auf jemanden, bete ich für ihn. Wenn ich befürchte, etwas nicht zu bekommen oder etwas zu verlieren, bete ich um Gleichmut. Gebete beruhigen mich unmittelbar und nehmen mir meine Sorgen. Ob ich weiß, wer zuhört? Aber natürlich. ICH höre zu. Und vielleicht auch eine höhere Macht? Wer weiß das schon? Es geht darum, sich nicht im Widerstand gegen die Mächte des Schicksals zu erschöpfen, sondern vielmehr im Einklang zu sein mit dem, was ohnehin geschieht. Atheisten glauben, dass es keinen Gott gibt. Das ist auch ein Glaube. Ich glaube, dass meine Gebete an eine andere Dimension gerichtet sind, eine Dimension, in der die

Antwort liegt. Ist es wichtig, ob das so ist? Eigentlich nicht. Gebete schaffen Gelassenheit. Das allein ist gut genug für mich. Ich muss nicht wissen, *wie* es funktioniert. Für mich reicht es, *dass* es funktioniert. Der spirituelle Weg ist die Suche nach einer höheren Macht, auch wenn man nicht sagen kann, dass man sie bereits gefunden hat.

Es geht aber noch um mehr: Unsere Gedanken können sich real materialisieren. Mir war es möglich, durch Visualisierung und Gebet ganz konkrete Dinge zu erreichen. Das hat mein Leben verändert.

Es geht so: Visualisieren Sie, was Sie sich wünschen, egal was, und stellen Sie sich vor, dass Sie sich in der entsprechenden Situation befinden und sich darüber freuen – dann übergeben Sie es dem Universum. Nehmen Sie sich Zeit, sich die Freude vorzustellen, die Sie spüren, wenn Ihr Wunsch erfüllt wird – damit Sie nicht unwillkürlich das Wollen in der Realität verstärken. Kleben Sie nicht an dem Objekt Ihrer Begierde. Der Zauber geschieht, wenn Sie es loslassen. Gebete sind immateriell, weshalb es besser ist, sich auf unstoffliche Dinge zu konzentrieren – wie Nüchternheit, Glauben, Wohlergehen oder Liebe. Das Materielle wird davon beeinflusst. Solange man sich mit Wut- oder Angstgefühlen identifiziert, schafft man Machtlosigkeit und verschwendet Energie auf Dinge, die sich der Kontrolle entziehen. Konzentrieren Sie sich auf Dankbarkeit, Akzeptanz und Ihre Verbindung zu einer höheren Macht, und Sie werden spüren, dass es Ihnen guttut.

**Meine beiden Lieblingsgebete**

**Morgengebet:**

„Ich bin bereit und nehme es an.
Es ist gut so, wie es ist."

Diese Haltung aus Vertrauen und Hinnahme verhilft einem dazu, sich selbst und die Realität so anzunehmen, wie sie ist. Überlassen Sie Ihr Leben den Schicksalsmächten, anstatt das Unbegreifliche beherrschen zu wollen. Seien Sie offen und neugierig auf das Leben, wie bei einem Film, den Sie noch nicht kennen, auf den Sie sich aber freuen.

**Abendgebet:**

„Ich bin dankbar für mein Leben."

Mit dieser spirituellen und dankbaren Haltung nehmen Sie Ihr Leben als kostbar wahr – wie einen Schatz. Haben Sie Freude daran, passen Sie gut darauf auf und teilen Sie Ihren Schatz großzügig mit anderen Menschen. Dankbarkeit hilft, Sachen zu behalten. Das ist ein spirituelles Gesetz. Achten Sie auf das Gute in Ihrem Leben und machen Sie das Beste aus den Karten, die Ihnen gegeben wurden.

## Stille

Setzen Sie sich in stiller Meditation hin, schließen Sie die Augen und achten Sie auf Ihren Atem. Nehmen Sie den Bewusstseinsstrom Ihrer Innenwelt wahr. Widmen Sie ihm Aufmerksamkeit und Geduld und lassen

Sie ihn zu, bis er sich verlangsamt. Urteilen Sie nicht und erlauben Sie Gefühlen und Gedanken, zu kommen und zu gehen. Hören Sie auf Ihre inneren Stimmen, damit sie nicht mehr so laut schreien müssen. Im Bewusstsein der inneren Wahrheit entwickelt sich die Gelassenheit gegenüber den Wellen des Lebens und dann ganz allmählich auch ein Verständnis für den Sinn des Lebens. Was könnte interessanter sein, als sich selbst zu begegnen?

Die buddhistische Lehre empfiehlt, der Innenwelt Beachtung zu schenken und die inneren Prozesse einfach zuzulassen. Man beobachtet Gedanken, Gefühle und Ereignisse, ohne unbedingt darauf reagieren zu müssen. Man lernt, den Widerstand sein zu lassen. Dadurch spart man Kraft und lässt Wandlungen zu.

Das Sitzen in der Stille fördert das Bewusstsein für das „wahre Selbst". Wer als Kind ohne ausreichende Anleitung und Ermutigung zurechtkommen musste, fühlt sich meistens ein Leben lang ungeliebt und unwichtig. Ist das Selbstgefühl aufgrund der Bedürfnisse anderer nicht gut entwickelt, dann ist es oft so, dass man mehr reagiert als agiert – immer ängstlich darauf bedacht, die Handlungen und Reaktionen anderer Menschen richtig zu interpretieren. Beim Überleben trotz aller Widrigkeiten rückt vieles in den Hintergrund, das weniger wichtig erscheint – auch die eigene Wahrheit. So wird ein „falsches Selbst" konstruiert, und am Ende weiß man nicht mehr, wer man eigentlich ist. Das eigene Dasein wird unangenehm und unbedeutend.

Regelmäßiges Meditieren verhilft dazu, die Wahrnehmungen besser mit der Realität in Einklang zu bringen. Anstatt automatisch auf andere Leute zu reagieren, immer darauf bedacht, die Anforderungen des Lebens zu erfüllen und jegliche Unannehmlichkeiten von vornherein zu vermeiden, wird ein Raum geschaffen, um die eigenen Erfahrungen zu beobachten. Man lernt, inmitten von Unruhe und Tumult still zu werden. Emotionaler Schmerz wird weniger unerträglich, wenn man ihn zulässt. Erst wenn wir nicht mehr vor uns selbst weglaufen, finden wir Frieden.

## Meditationen zum Loslassen

Setzen Sie sich bequem hin, die Beine gekreuzt oder flach auf dem Boden. Legen Sie die Hände mit den Handflächen nach oben in den Schoß, wobei die linke Hand locker auf der rechten liegt. Sitzen Sie aufrecht, mit geradem Rücken (wie eine Marionette). Schließen Sie die Augen und entspannen Sie Ihr Gesicht. Lächeln Sie. Nehmen Sie Ihren Atem eine Weile bewusst wahr. Denken Sie daran, dass der Atem Sie mit dem Leben verbindet. Stellen Sie sich vor, wie Energie durch Sie hindurchfließt – unbegrenzte, reinigende, liebende, göttliche Lebensenergie.

Eine Meditation über die fünf Aspekte Ihres Seins:

- Sagen Sie zu sich selbst: „Ich bin mein Körper, und ich nehme das wahr." Ihr Körper ist das Gefäß, in dem Sie leben. Während Sie bewusst ein- und ausatmen, werden Sie immer entspannter. Beim Ausatmen lassen Sie alle Spannungen los. Genießen Sie es!
- Sagen Sie zu sich selbst: „Ich bin meine Gefühle, und ich nehme das wahr." Nehmen Sie Ihre Gefühle

bewusst wahr – Angst, Wut, Traurigkeit, was auch immer Sie fühlen. Lassen Sie die Gefühle zu und achten Sie darauf, in welchem Körperteil sich diese befinden. Erlauben Sie ihnen dann, mit jedem Ausatmen Ihren Körper zu verlassen. Seien Sie liebenswürdig zu sich. Denken Sie an die Liebe und lächeln Sie.

- Sagen Sie zu sich selbst: „Ich bin mein Verstand, und ich nehme das wahr." Nehmen Sie Ihre Gedanken bewusst wahr. Erlauben Sie ihnen, da zu sein und richten Sie Ihre Aufmerksamkeit dann wieder aufs Atmen. Seien Sie liebenswürdig zu sich. Lächeln Sie!
- Sagen Sie zu sich selbst: „Ich bin meine Wahrnehmung, und ich nehme das wahr." Achten Sie darauf, wie Sie die Welt außerhalb Ihrer unmittelbaren Umgebung wahrnehmen. Erlauben Sie diesen Wahrnehmungen, da zu sein und richten Sie Ihre Aufmerksamkeit dann wieder aufs Atmen. Lächeln Sie!
- Sagen Sie zu sich selbst: „Ich bin mein Bewusstsein, und ich nehme das wahr." Wenn das für Sie irgendwie verwirrend ist, belassen Sie es erst einmal dabei und richten Sie Ihre Aufmerksamkeit wieder aufs Atmen und aufs Lächeln.

Bitte erwarten Sie keine „perfekte Meditation" von sich. Das gibt es nicht. Einfach still dazusitzen und den Atem bewusst wahrzunehmen, reicht schon. Setzen Sie sich auch kein zeitliches Limit. Wenn Sie mit einer Minute täglich anfangen, so ist das auf jeden Fall gut genug. Bei täglicher Meditation kommt man leicht auf zwanzig Minuten oder auch länger. Sie werden sich schnell daran gewöhnen, Angst und Schmerz loszulassen und durch Gelassenheit und Ruhe zu ersetzen.

## Visualisieren

Anfangs kann Meditieren merkwürdig sein. Atemübungen sind gut, um sich an das ruhige Dasitzen mit geschlossenen Augen zu gewöhnen und das „Hier und Jetzt“ bewusst wahrzunehmen. Wie erwähnt, kann man durch Konzentration auf etwas anderes zwanghafte Gedanken ersetzen und sich entspannen. Wenn Sie bereit sind, Ihre Meditationen zu erweitern, stellen Sie sich bei jeder Sitzung EINES der folgenden Bilder vor:

- Ich bin ein starker, schöner Kirschbaum. Ich bin tief in der Erde verwurzelt. Meine Wurzeln erstrecken sich weit ins Erdreich hinein und versorgen mich im Überfluss mit allen Nährstoffen, die ich brauche. Ich bin froh zu leben, einfach so, wie ich bin – Tag und Nacht, in der Sonne, im Regen. Ich halte jedem Sturm stand. Auf meinen herrlichen dicht belaubten Ästen sitzen Vögel und bauen ihre Nester. Ich bringe Millionen wunderschöner Blüten hervor. An mir reifen große, dicke und saftige Kirschen, die köstlich schmecken. Ich muss nichts tun. Einfach zu sein, ist vollkommen ausreichend. Ich bin wertvoll, so wie ich bin. *Ein schönes mentales Bild, wenn man sich ängstlich, getrieben oder isoliert fühlt.*

- Ich bin ein Trichter für göttliche Energie, die leicht und mühelos durch mich hindurchfließt. Ich muss momentan gar nichts tun. Ich bin einfach offen und mir meines Daseins bewusst, um liebende Energie weiterzugeben. Das macht mir Freude. *Hilft bei unstillbaren Bedürfnissen.*

- Ich sehe mich von oben – wie mein eigener Schutzengel, der mit seinen großen, prächtigen Flügeln über mir schwebt und mich beschützt. Ich passe gut auf mich auf.
  *Richtet sich an die innere Weisheit, wenn man sich entscheiden soll und nicht weiß, wie.*

- Ich bin ein großer, schöner Vogel, der anmutig am endlosen blauen Himmel fliegt. Ich werde getragen vom Wind, ganz leicht, ohne überhaupt mit den Flügeln schlagen zu müssen. Ich genieße die kühle Brise am Bauch und die Ekstase, mich den Elementen hinzugeben. Ich bin leicht und frei. Wenn ich hungrig bin, stürze ich mich elegant hinab, um einen Fisch zu fangen. Ich möchte einen klaren Kopf haben, damit ich das Leben genießen, einen Gefährten finden und mit ihm ein Nest bauen kann. Und wenn dann die kleinen Nesthocker da sind, lehre ich sie das Fliegen und Jagen, damit sie es mir gleichtun können.
  *Gute Übung, um die Abstinenz zu unterstützen.*

- Ich sitze auf einer schönen Traumwiese an einem Fluss. Ich sehe mich um und genieße die zauberhafte Umgebung. Es ist herrlich. Mein alter Groll wegen vergangener Verletzungen wird in einen Korb gelegt und vom Wasser davongetragen. Ich sehe ihm nach, wie er die Flussbiegung erreicht und verschwindet.
  *Gute Übung, um Selbstmitleid oder Rachegefühle loszulassen und heitere Gelassenheit zu finden.*

- Ich habe alles, was ich will.
  *Stellen Sie sich vor, dass Sie genau das haben, was Ihr Herz*

*begehrt, und dass Sie dankbar dafür sind. Spüren Sie, wie sich das anfühlt, und senden Sie den Film mit Ihnen in der Hauptrolle des guten Lebens an Gott. Ihr Wunsch ist ein Befehl ans Universum. Er wird erfüllt, wenn die Zeit kommt. Es funktioniert. Ich habe das ausprobiert.*

## Affirmationen

*Achte auf deine Gedanken, denn sie werden deine Worte. Achte auf deine Worte, denn sie werden deine Verhaltensweisen. Achte auf deine Verhaltensweisen, denn sie werden deine Gewohnheiten. Achte auf deine Gewohnheiten, denn sie werden dein Charakter. Achte auf deinen Charakter, denn er wird dein Schicksal.*

Mahatma Gandhi

Das obige Zitat bezieht sich auf die Macht der Gedanken. Was wir denken, bestimmt, was wir fühlen, sprechen, tun und wie wir damit unser Umfeld beeinflussen. Es kann passieren, dass man in ein Leben hineinrutscht, das man gar nicht will. Wer den Ängsten dient, schafft Leiden. Lieber nicht zu viel an Verluste oder unerfüllte Bedürfnisse denken! Vorwürfe bringen sowieso nichts. Viel besser ist es, die Aufmerksamkeit auf Liebe und Freude zu lenken.

Nutzen Sie den „Zauber des gesprochenen Worts". Unterbrechen Sie die Kette ängstlicher Gedanken. Suchen Sie sich drei oder vier positive, bejahende Sätze aus und wiederholen diese, bis sie „automatisch" kommen, und die alten negativen Gedanken werden sich verflüchtigen. Das Gehirn kann sich nämlich jeweils nur an einen Gedanken halten. Lassen Sie sich von den Affirmationen beruhigen und besänftigen. Und jetzt los!

Meine Lieblingssätze sind:

- Ich bin begleitet und beschützt von den himmlischen Mächten.
- Ich fühle mich friedlich.
- Ich darf glücklich sein.
- Wohin ich auch gehe, bringe ich Liebe und Freude mit.
- Ich begrüße alles, lehne nichts ab.
- Ich bin genau da, wo ich sein soll.
- Ich lebe im Einklang mit den himmlischen Mächten.
- Ich muss nichts tun, was ich nicht tun kann.
- Ich muss einfach nur da sein. Alles andere ergibt sich.

Weitere mögliche Affirmationen:

- Das ist mein Leben.
- Dieser Augenblick gehört mir.
- Mein Leben findet hier und heute statt.
- Ich bin ein Himmelskind.
- Ich bin dankbar, clean zu sein.
- Ich habe das Recht, meine Wahrheit zu leben.
- Ich bin ganz o.k. so.
- Ich bin stark. Ich bin klug. Ich bin genug.
- Ich bin liebenswert und schön, so wie ich bin.
- Glück ist das Ergebnis der Liebe, die ich mitbringe.
- Alle meine Erfahrungen sind nützlich; ich lerne daraus.
- Meine Rehabilitation ist wie ein junger Baum, der jeden Tag wächst.

## Es ist, wie es ist

Heute lebe ich für die Liebe.
Ich freue mich, lerne etwas Neues und
mach's mir nicht so schwer.
Ich muss mich gar nicht so anstrengen.
Es ist, wie es ist.
Ich vergebe mir, meiner Mutter, meinem Vater
und allen anderen Menschen alles.
Ich lasse alle Vorwürfe sein,
damit ich mich leicht fühlen und
Liebe bringen kann.
Es ist, wie es ist.
Wenn ich die Dinge so nehme, wie sie sind,
ist das Leben gut,
und ich stehe im Einklang mit dem, was ist.
Meine Erfahrungen machen mein Leben aus.
Alles ist gut so, wie es ist.
Es ist, wie es ist.
Ich bin auf dem richtigen Weg.
Jeder Schritt bringt mich weiter.
Ich darf meine innere Wahrheit ausleben,
und auch du darfst so sein, wie du bist.
Ich habe ein Anrecht auf Glück – und du auch.

## Ein Leben in Angst macht keinen Spaß

*Ängstlichkeit nimmt nicht dem Morgen seine Sorgen, aber dem Heute seine Kraft.*
Charles Haddon Spurgeon

Die Funktion der Angst besteht darin, uns auf eine unmittelbar bevorstehende Gefahr vorzubereiten. Wir sollen uns bereit machen für Kampf oder Flucht. Chronische Angst dagegen ist ein Irrtum – der Überlebenstrieb setzt unnötig ein, nur weil man befürchtet, etwas nicht zu bekommen oder etwas zu verlieren. Dafür geht wertvolle Lebenszeit drauf, die man trotz einer unbekannten Zukunft genießen könnte. Solange man an die eigene Unsicherheit und Verletzlichkeit denkt, ist man natürlich besorgt und nervös. Das entsprechende Verhalten verstärkt die Ängste noch mehr, und so gehen verzerrte Wahrnehmungen und irrationales Denken immer mehr in Fleisch und Blut über. Angst nährt sich selbst, und auf Angst basierende Verhaltensweisen werden zur Gewohnheit und nehmen dann immer mehr inneren Raum ein.

Konstante Angst ist giftig, destruktiv und kann potenziell sogar tödlich sein, weil sie krank macht. Trotz aller Gegenbeweise leben wir so, als träten unsere Befürchtungen tatsächlich ein. Indem wir Unannehmlichkeiten aus dem Weg gehen, vermeiden wir das Leben, zögern Dinge hinaus und bekämpfen imaginäre Feinde. Gleichzeitig geben wir einem inneren Feind Nahrung, der uns im Laufe der Zeit lebensuntüchtig macht. So schlimm wie wir es befürchten, sind die Dinge eigentlich nie. Lassen Sie Ängste bewusst zu – indem Sie unangenehme Gefühle aufmerksam wahrnehmen, merken Sie, dass Sie stark genug sind, dass eigentlich gar nichts Schlimmes vor sich geht, und das ermutigt. Beim nächsten Mal ist es dann schon ein bisschen leichter, nicht mehr so sehr gegen innere Spannungen anzukämpfen. Nach und nach kann man bessere Gewohnheiten entwickeln, die einem guttun. Auf dem spirituellen Weg lernt man, falsche Wahrnehmungen zu korrigieren und Angst durch Hoffnung und Glauben zu ersetzen. Ängste können überwunden werden – wenn man etwas dafür tut.

- Jeder Mensch kennt Angstzustände als Reaktion auf eine Bedrohung. Das ist nichts Besonderes und schon gar nichts Peinliches.
- Auch Tiere haben Angst, aber jeweils nur für kurze Zeit, als Reaktion auf eine reale Bedrohung.
- Nur Menschen sind dazu imstande, sich eine Gefahr einzubilden.
- Der menschliche Verstand macht keinen Unterschied zwischen einer tatsächlichen und einer eingebildeten Gefahr.
- Während einer Angstattacke erscheint die Bedrohung real.
- Alkoholiker neigen zu emotionalen Überreaktionen, die lange anhalten.
- Angst versetzt den Menschen in eine extreme Anspannung – sie ist ein physiologischer Zustand, der den Menschen bei Lebensbedrohung auf eine Kampf- oder Fluchtsituation vorbereitet.

- In solch einem Zustand wird im Körper Adrenalin ausgestoßen, das Vitalfunktionen wie Verdauung und Atmung hemmt.
- Um Angst auf der körperlichen Ebene zu behandeln, muss Entspannung gefördert werden – indem das Gehirn die Meldung erhält: „Die Gefahr ist vorbei".
- Der Körper kehrt vom Zustand der übermäßigen Wachsamkeit zurück in einen entspannten Zustand.
- Das kann man auch gut durch einen Spaziergang von (mindestens) zehn Minuten in schnellem Schritt erreichen. Dabei lockern sich die Muskeln, und man atmet tief durch. Noch besser ist es, zwei oder drei Mal am Tag spazieren zu gehen.
- Atemübungen sind ein weiteres gutes Hilfsmittel (auch während des Spazierengehens), vor allem bei regelmäßiger Wiederholung.
- Zu empfehlen ist schließlich eine Visualisierung, bei der Sie sich vorstellen, dass sich Ihr Kopf oben öffnet (wie die Fontanelle eines Babys) und goldene, liebende, göttliche, heilende Energie in Sie einströmt und die dunkelgraue Angst-Energie in Ihrem Inneren verdrängt. Spüren Sie, wie sich das leuchtende Gold und die Wärme in Ihnen ausbreiten. Stellen Sie sich vor, wie das Gold in ein blasses Lavendelblau übergeht, (das als die Farbe der Liebe beschrieben wird), und Sie werden ein „Ball aus Liebesenergie". Lassen Sie einfach zu, dass Sie sich freuen!
- Danach wiederholen Sie noch einige Affirmationen.

*Angst schafft Berge. Glaube bewegt Berge.*
Unbekannt

## Ungezähmter Geist

Wenn Sie aufgeregt oder ängstlich sind, stecken möglicherweise unerfüllte Wünsche oder Verlustängste dahinter. Das muss nicht unbedingt bedeuten, dass Sie Ihren Willen durchsetzen müssen. Es heißt auch nicht, dass Sie die Angst als Feind ansehen müssen, der sofort auszumerzen ist. Eigentlich muss da gar nichts passieren. Vielleicht sind bereits Fehler oder Irrtümer geschehen. Die Angst kann manchmal als Stimme des Unbewussten verstanden werden – als Sprache der Intuition, die es zu entschlüsseln gilt, wenn man Führung und Klarheit braucht. Es kann aufschlussreich sein, darauf zu achten.

Ein ungezähmter Geist ist wie eine Gruppe von Wildpferden, die unerwartet scheuen und fliehen können. Körperliche Empfindungen, Gedanken und Gefühle laufen in alle Richtungen. Man weiß nicht, wohin. Um ans Ziel zu kommen, muss man diese Kräfte beherrschen – die Pferde müssen vor den Wagen gespannt werden, und dann kann man sich gut ziehen lassen.

Der Geist ist durch mentale Disziplin beherrschbar. Machen Sie es sich zur festen Gewohnheit, am Morgen einige Minuten still für sich zu bleiben. Achten Sie bewusst auf innere Prozesse und Empfindungen, beobachten Sie, wo im Körper sich diese befinden und erlauben Sie ihnen, da zu sein. Gefühle sind ein Ausdruck unserer Lebenskraft. Sie werden feststellen, dass emotionaler Schmerz nicht „unerträglich" ist – wenn Sie ihn zulassen und nicht gleich wieder versuchen, ihn zu verscheuchen. Nehmen Sie sich etwas Zeit, um die Gedanken hinter Ihren Emotionen zu erforschen. Schreiben Sie auf, worin das Problem liegt, was Ihnen wichtig erscheint, was Sie darüber denken und dabei fühlen.

Die tägliche Lektüre eines freundlichen spirituellen Buchs verhilft zu einer neuen Perspektive. So verhindern Sie den Tunnelblick. Sprechen Sie ein paar Affirmationen laut aus. Gehen Sie spazieren. Beten Sie und erbitten Sie Glauben und Dankbarkeit. Die Zähmung des Geistes ist ein langwieriger und allmählicher Prozess. Aber es ist ganz bestimmt die Mühe wert.

## Wasser + Vitamin B + Vitamin C

Unser Überleben hängt am Vorhandensein von Luft, Wasser und Nahrungsmitteln – und nicht an Zigaretten, Alkohol und Heroin. Wer hätte das gedacht!

Der menschliche Körper, der größtenteils aus Wasser besteht, ist auf eine regelmäßige Wasserzufuhr von außen angewiesen, um gut funktionieren und sich entgiften zu können. Drogensüchtige fühlen sich kaum je durstig und trinken deshalb kaum Wasser. Das hängt wahrscheinlich damit zusammen, dass die Drogenbeschaffung an die Stelle des Überlebenstriebs tritt, der im Dopamin-System des Zwischenhirns programmiert ist. Im Krankheitsstadium trinken wir Alkohol gegen den Durst. In der frühen Heilungsphase bevorzugen wir Kaffee und Süßgetränke. Und so bildet sich im Körper nach und nach eine warme, giftige und schließlich tödliche Brühe, eine Nährlösung für Krankheiten. Eine solche schleichende Vergiftung kann alle möglichen Schmerzen, Verdauungsbeschwerden und andere Funktionsstörungen nach sich ziehen.

Hinzu kommt, dass bestimmte Substanzen dem Körper Nährstoffe entziehen. Alkohol und Zucker führen zu einem Mangel an Vitamin B und den daraus resultierenden Mangelerscheinungen – mit störenden, gefährlichen und teilweise auch schmerzhaften Konsequenzen. Die Gedächtnisstörungen bei chronischen Alkoholikern und das Korsakow-Syndrom werden von einem schwerwiegenden Vitamin-B12-Mangel verursacht. Wenn in der frühen Rehabilitationsphase

Vitamin B12 (Thiamin, vor allem in sublingualer Form) eingenommen wird, sind manche dieser Zustände reversibel. Raucher benötigen zusätzlich (aber nicht gleichzeitig!) hoch dosiertes Vitamin C, da das Nikotin dem Körper dieses Vitamin entzieht, was ebenfalls schädliche Folgen haben kann.

Es dauerte Jahre, bis ich herausfand, dass meine schlimmen Kopfschmerzen zum Teil auch durch Dehydrierung verursacht wurden. Das Wichtigste: VIEL WASSER TRINKEN, hauptsächlich frische und unverarbeitete Lebensmittel essen und täglich Vitamine einnehmen.

# IV

# Beziehungen

*Alles, was wir sind, ist das Ergebnis dessen, was wir gedacht haben. Es beruht auf unseren Gedanken und wurde durch unsere Gedanken geformt. Ein Mensch, der selbstlos denkt oder handelt, erfährt Freude im Leben. Und diese Freude wird den Menschen immer begleiten, so wie sein Schatten.*

Buddha

## Floßbewohner

Ich möchte hier eine kleine Geschichte erzählen: Ich war gerade clean geworden und verlagerte die Sucht von Substanzen auf Beziehungen. Mir war natürlich erst mal nicht bewusst, was da abging.

Wir saßen gemeinsam in einem Boot und freuten uns. Dabei hackten wir Löcher in unser Boot … und schon war es am Sinken. Später dann versuchte ich, die Löcher zu flicken. Ich schöpfte mit einem Eimer unentwegt das Wasser heraus, eine harte Arbeit. Ich versuchte wirklich alles. Mein Mann und mein Sohn waren auch im Boot. Wir liebten uns so sehr.

Mein Mann brach wegen der erbarmungslosen Anstrengungen immer wieder zusammen und musste dann immer mal weg. In solchen Zeiten war ich ganz allein für das Überleben zuständig. Da konnte ich nicht mal die allerkleinste Pause machen, um das Boot vor dem Sinken zu bewahren. Während andere Leute in ihren Booten vorbeiglitten und die Fahrt genossen, arbeitete ich bis zum Umfallen, aber es war zu spät: Der Wasserspiegel stieg trotzdem langsam an, zuerst bis zu meinen Knöcheln, dann bis zu den Knien – bis mir schließlich das Wasser bis zum Hals stand.

Etwas musste passieren. Ich sah es ganz klar: Wie sehr ich mich auch abmühte, der Schaden war irreparabel. Das Boot war dem Untergang geweiht. Es war bloß fraglich, ob ich nicht vorher vor Erschöpfung noch tot umfallen würde. Mit diesem Boot war einfach nichts mehr zu machen. Es gab keinen anderen Ausweg, als ins kalte Wasser zu springen und zu schwimmen

– und zwar jeder für sich alleine. Also habe ich mich losgemacht. Es ging ja nicht anders. Ich musste der Sache einfach vertrauen.

Ich weiß noch, wie es war, alleine im kalten Wasser. Wir versuchten zusammenzuhalten, aber ich war erleichtert, dass sie in der Lage waren, sich alleine über Wasser zu halten. In der Ferne sah ich eine Küste mit einem herrlichen Sandstrand, rosa Häusern und Palmen. Freundliche Menschen winkten mich heran. Und tatsächlich erreichte ich das rettende Ufer. Das war die Rettung. Bald baute ich mir eine kleine Hütte und holte meinen Sohn zu mir. Ich hatte so viel durchgemacht und daraus gelernt. Andere Schiffbrüchige sollten von meinen Erfahrungen profitieren. Ich zeigte ihnen, wie ich überlebt hatte, damit sie es mir gleichtun konnten.

In der Zwischenzeit war mein Sohn erwachsen geworden und begann, sein eigenes Leben zu führen. Ich war allein, und da lernte ich einen Mann kennen. Er war amüsant und charmant, und mir gefiel, dass er mich *Liebling* nannte. Er verdrehte mir den Kopf mit zuckersüßen Liebeserklärungen bis ans Ende der Zeit. Als ich gerade angefangen hatte, ihm zu glauben, war er auch schon weg – zurück auf seiner verregneten Insel hoch im Norden. Ich liebte und vermisste ihn und wollte nicht mehr ohne ihn leben.

Ich ließ meinen Sohn auf der idyllischen Insel zurück und nahm mir ein Floß, um diesem Mann zu folgen. Bald merkte ich, dass auch er sich auf einem Floß befand – und zwar auf dem einer anderen Frau. Wie sich herausstellte, verbrachte er sein ganzes Leben auf den Flößen von Frauen, und sie alle hingen noch an ihm, einsam und verlassen. Er nannte sie alle *Liebling*, und er hatte ihnen Liebe und Glück versprochen. Sie hatten ihm geglaubt, so wie ich ihm geglaubt hatte, dann hatte er sie mit gebrochenen Herzen zurückgelassen … Und so konnte er sich sicher sein, selbst nie mehr im Stich gelassen zu werden wie damals als kleiner Junge, als er seine Mutter verlor. Für ihn bedeutete Loyalität, allen gleichzeitig treu zu sein. Er sammelte Menschen wie Schmuckstücke und fühlte sich als reicher Mann.

Er hatte erwachsene Kinder, die mit dabei sein wollten, aber er war mit neuen Frauen, Freunden, Projekten und Verwicklungen unterwegs. Sobald sie näherkamen, sprang er lächelnd weg. Sie waren erschöpft und fühlten sich verloren. Sie hatten ein Zuhause gewollt, und weil er nie gut Nein sagen konnte, tat er allen weh.

Das alles sah ich erst, als ich dort war. Am liebsten wäre ich gleich wieder umgekehrt, aber dazu war ich viel zu müde nach den langen Reisen seit der Zerstörung meines Bootes und meiner Ehe. Meine Kraft war erschöpft. Er sagte, er sei zu alt für das alles und seine Knie würden das Springen von Floß zu Floß nicht mehr mitmachen. Er würde jetzt ruhiger werden. Ich wollte schon gerne an die Liebe glauben, und er wollte ja ein guter Mensch sein. Ich konnte ihm nicht widerstehen. Die Nächte in seinen Armen waren die reine Glückseligkeit. Aber trotzdem war es mir nicht möglich, seinen Verrat, seinen Betrug, seine Lügen zu vergessen. Misstrauen und Ärger wuchsen in meinem Herzen wie Giftnattern. Das Lächeln verging mir immer mehr. Ich sah allmählich ein, dass er mir nicht das geben konnte, was ich selber zu tun hatte. Wie hatte ich nur so dumm sein können, den Worten eines Mannes mehr zu glauben als meiner Intuition?

Wir kämpften – miteinander und jeder mit sich selbst.

Seine Kinder hatten nie gelernt, sich selbstständig zu machen und sich ein eigenes Zuhause zu schaffen – außer seiner ältesten Tochter, doch sie war überfordert damit, alles zusammenhalten zu wollen, und so war sie ständig zornig. Alle Menschen in seiner Umgebung waren wütend auf mich. Meinetwegen, meinten sie, würde er festen Boden unter den Füßen suchen und sie auf dem Wasser zurücklassen. Er selber sagte, ich sei vom Himmel geschickt worden, um ihn vor dem Ertrinken zu retten. Manchmal dachte ich, ich sei im falschen Film. Keiner wusste, wie es weitergehen sollte.

Dann aber schenkte ich seinen Beteuerungen doch Glauben, und ein gemeinsames Zuhause schien möglich. Und so fand ich ein hübsches kleines Haus für uns zum Glücklichsein. Aber ich befand mich nach wie vor auf fremdem Terrain. Immer wieder hatte ich das Gefühl, dass uns der Boden unter den Füßen weggezogen wurde. Hatten wir auf Sand gebaut? Ich verlor allmählich den Glauben, die Geduld, und auch meine Zuversicht war aufgebraucht. Ich hatte das Glück gehabt, meine Träume zu verwirklichen – und was war daraus geworden? Wieder war ein zermürbender Kampf zu bestehen. Hatte ich meine Fähigkeiten missbraucht?

Ich wusste schon noch, dass ich einmal liebevoll und freundlich, geduldig und verständnisvoll gewesen war. Was war daraus bloß geworden? Jetzt war ich wütend, reizbar, erschöpft, mutlos und ermüdet von den Folgen meiner eigenen Entscheidung. Ich war ein Schatten meiner selbst. Auf der Regeninsel gab es einfach keine Nische für mich. Wie hätte ich da anderen

Schiffbrüchigen helfen sollen? Früher hatte ich sie mit fantasievollen Metaphern geleitet. War mir mein Glück abhandengekommen, weil ich die Liebe eines Mannes wollte, anstatt für andere Menschen da zu sein? Und so war mal wieder ein Sprung ins Ungewisse fällig. Mir wurde klar, dass ein eigenes Zuhause vonnöten war, und zwar auf festem Boden. Andere Wünsche und Illusionen mussten erst mal vertagt werden. Ich erhielt den Rat, Schmerz und Ängste durchzustehen, mehr auf mein eigenes Wohlbefinden zu achten und besser auf mich aufzupassen. Langsam begann ich, mich zu erholen und wieder aufzublühen …

## Wenn man einen Igel liebt

Angst hat Power und kann eine zerstörerische Kraft im Leben eines Alkoholikers sein. Und so kann es gehen, dass man Drogen, Sex und Rock 'n' Roll in den Mittelpunkt seines Lebens stellt und alles andere unwichtig wird. In der Frühphase der Genesung betreibt man gerne Suchtverlagerung und verlagert seine Sucht von Substanzen auf Romanzen. Es kann passieren, dass man sich in jemanden verliebt, der auch erst ganz kurz clean und selber bereit ist, alles für ein bisschen Ablenkung und Erleichterung aufzugeben. Oder man klammert sich „zur Sicherheit" an jemanden, der selber keine hat. Aufregung und Drama können einen da schon ablenken. In dieser Phase, in der man labil und überempfindlich ist, lässt sich die Zuneigung zu einer instabilen und unberechenbaren Person mit der Liebe zu einem Igel vergleichen. Wir können gar nicht anders, als uns zu verletzen. Während wir versuchen, unsere eigenen Ängste und Schmerzen zu vergessen, kann es passieren, dass wir sie gegen die Ängste und Schmerzen einer anderen Person eintauschen. Wir konzentrieren uns weniger darauf, Spiritualität zu suchen, als vielmehr darauf, einem Geliebten körperlich nah zu sein. Das ist nicht unbedingt das richtige Rezept für Heiterkeit und Gelassenheit, sondern eher für unerträgliche Unruhe und kann daher der Anfang vom Ende der neu errungenen Abstinenz sein.

Klappt meistens nicht so ganz. Solche Ablenkungen sind gefährlich, aber man löst sich nicht so leicht von alten Verhaltensmustern. Ich erinnere mich an meine

Sommerferien am Schwarzen Meer in Rumänien. Ich war vielleicht zehn Jahre alt und hatte damals gerade schwimmen gelernt. Mein Schwimmreifen hatte ein Loch und war platt wie eine Flunder. Mir war sonnenklar, dass er nutzlos war, aber ich wollte trotzdem nicht so ganz ohne „Stütze“ ins Wasser gehen, bis ich eines Tages dann doch so weit war und mich lösen konnte. Zuerst fühlte sich das komisch an, aber dann merkte ich, wie herrlich es war, aus der Hitze der Sonne ins kühle Wasser hineinzutauchen und ganz frei zu schwimmen – einfach so.

In der ersten Phase meiner Abstinenz bemerkte ich, dass mein Angstniveau niedrig blieb, solange ich die vergeblichen Versuche unterließ, Risiken und Unsicherheiten zu vermeiden. Auch war es gut, offen zu sein für Neues und Besseres, statt die alten Gewohnheiten weiterzuführen, die schon lange nicht mehr funktionierten.

## Eine co-abhängige Beziehung

Jane denkt: „Niemand liebt mich."
Sie will jemanden, der sie braucht.
Sie findet Joe und denkt sich:
„Ich bin so einsam. Da bist du ja."
Joe trinkt und kümmert sich um nichts.
Sie versucht, zu verstehen und zu helfen.
Joe gefällt das, und
er fängt an, sich auf sie zu verlassen.
Er tut nichts mehr für sich selbst
und auch nichts für sie.
Jane fühlt sich belastet und ungeliebt.
Sie nimmt es ihm übel, dass er sie benutzt,
alles ist seine Schuld.
Sie verlangt:
„Wenn du mich liebst, dann ändere dich."
Sie klagt und nörgelt.
Joe mag nicht kritisiert werden.
Er ändert sich:
Er zieht sich verärgert zurück.
Das wollte sie nicht,
sie fürchtet, ihn zu verlieren,
sie klammert und jammert:
„Ich hasse dich. Verlass mich nicht!"
Das verdirbt ihm die Laune.
Er möchte doch Spaß haben.
Er will nur noch weg.
Sie ist todtraurig.
Sie denkt: „Niemand liebt mich."

## Drama

Wenn man komplett aus der Fassung gerät, sollte man vielleicht mal die Augen aufmachen und schauen, was in der Realität so abgeht. Wenn sich da nichts tut, dann ist es doch bloß Drama – alles im Kopf. Das kann vorkommen.

Eigentlich braucht man seine Energie für die täglichen Aufgaben, die einem das Leben stellt, und kann es sich gar nicht leisten, ganz verängstigt auf fiktiven Irrwegen verloren zu sein. Da kann es sein, dass man die anderen beschuldigt und ihnen Dinge zur Last legt, die so gar nicht passiert sind. Man will vielleicht nicht einsehen, dass man die Probleme selber zu verantworten hat. Es kann aber auch sein, dass ein Drama inszeniert wird, in das andere mit hineingezogen werden, während man selber seinen Zorn ausagiert und seine Angst kaschiert.

Wenn man im Dickicht steckt, sollte man besser nach einem Ausweg suchen und nicht mit fragwürdigen Schuldzuweisungen noch zusätzlich Zeit vergeuden. Man sollte seinen Verstand benutzen und nachdenken, wie man da raus – und wieder ans Licht kommt. Das wär's doch.

Wenn wir herumsitzen und von anderen erwarten, dass sie ihre Bedürfnisse den unseren unterordnen, ist man leicht frustriert. Wenn wir uns dem Leben nicht stellen, fühlen wir uns miserabel. Wenn sich die Dinge nicht so entwickeln, wie wir es gerne hätten, werden wir depressiv. Und so schaffen wir Drama, um unser inneres Unbehagen nach außen zu projizieren. Indem wir andere angreifen, versuchen wir, unseren Selbstvorwürfen für ein Weilchen zu entgehen. Wir sind vorübergehend abgelenkt, aber die Ursache des Kummers ist immer noch vorhanden. Während wir im Dickicht verloren sind, liegt das Problem weniger in der Angst, als vielmehr in der Tatsache, dass wir nicht mehr weiterwissen. Leugnen ist da zwecklos. Stellen Sie sich einen Film vor, in dem sich der Held im Dschungel verirrt hat, seine Augen schließt und seiner Mama an allem die Schuld gibt …

Gehen Sie durch Ihre Ängste hindurch. Stehen Sie im Schmerz aufrecht. Wenden Sie sich dem Leben und damit auch seinen Hindernissen zu – einem nach dem anderen, jeden Tag aufs Neue. Bringen Sie Freundlichkeit und Mitgefühl mit. Andere brauchen manchmal auch Ermutigung, um überhaupt durchhalten zu können. Wenn Sie es so machen, wird's langsam besser werden, das steht fest, auch und vor allem in Bezug auf Ihr Selbstvertrauen und die Laune.

## Zerbrochene Träume

Solange man dröhnt,
gibt's jede Menge Zerstörung.
Man will gar nicht wissen,
wem man wehtut.
Man vergisst, so gut es eben geht.

Dann wird man clean
und schaut sich den Scherbenhaufen
zerbrochener Träume an.
Der Blick der anderen enthält
Furcht, Misstrauen und
eigentlich auch Abneigung.
Mühsam ist es schon,
und beschämend, aber
man könnte sich auch die Chance geben
für was anderes,
das vielleicht irgendwie besser
sein könnte.
Man müsste sich halt selber
drum kümmern,
nicht alles an die anderen hängen,
und verzeihen.
Das wäre gut.

## Sex und Hummer

Wir sind von Natur aus gesellige Wesen – Beziehungen zu anderen Menschen waren schon immer lebenswichtig für uns. Das sollte aber eigentlich nicht so aussehen, dass man sich voller Verlustangst unablässig an irgendwen klammert. Solche Beziehungsprobleme sowie die Angst vor dem Alleinsein können einen wirklich vereinsamen lassen. Auf Angst basierende Verhaltensweisen fördern das Leiden, weil wir genau das anziehen, was wir fürchten. Das kann letztendlich dazu führen, dass man es als zu riskant empfindet, sich überhaupt noch auf jemanden einzulassen und schließlich jede Art von Vertrautheit meidet. Manche denken, dass ihnen der Preis für eine feste Bindung zu hoch ist, und gehen deshalb lediglich sexuelle Affären ein, wobei die Partner austauschbar werden. Ich vergleiche das mit dem Appetit auf Essen: Die meisten Leute finden, dass frisch zubereitete hausgemachte Mahlzeiten besser sind als Billig-Döner. Beides kann gut schmecken und stillt den Hunger, aber Döner hat kaum Nährstoffe, die wir doch zum Überleben brauchen. Man ist zwar satt und leidet doch Mangel.

Ähnliches gilt auch für Sexsucht. Alkoholiker sind vielfach nervös, unruhig und unzufrieden. Der Alkoholiker meint, dass er dringend möglichst oft Entspannung braucht, und wird abhängig von allem, was sich auch nur eine Minute lang gut anfühlt. So kommen schnelle Befriedigungen und wahlloser Sex ins Spiel, und man will immer mehr davon. Sex mit Unbekannten liefert den schnellen Kick. Solche bedeutungslosen

Begegnungen mit Fremden lassen aber das tiefere Bedürfnis nach Vertrautheit unbefriedigt. Sie sind letztendlich lieblos und sinnlos. Danach hat man einen Kater, durch den man sich noch mehr vereinsamt und verloren fühlt. Denn man weiß ja, man ist unwichtig für den anderen, und das tut weh, auch wenn man das vielleicht nicht wahrhaben will. „Normale“ Menschen, die in einer liebevollen und stabilen Beziehung leben, sind vergleichsweise weniger unentwegt mit dem Gedanken an Sex beschäftigt.

Während der Rehabilitation wird es offensichtlich, dass der Preis für sexuelles Suchtverhalten eigentlich zu hoch ist. Suchtverlagerung kann nie die Lösung sein, denn die Sucht ist ihrem Wesen nach unersättlich und daher unzufriedenstellend – die Befriedigung ist immer zu kurz, und man muss gleich wieder weiter. Das Bedürfnis nach einer tieferen Zufriedenheit und einer emotionalen Verbindung mit einem Menschen bleibt unerfüllt, während untragbare Risiken eingegangen werden und das Selbstwertgefühl – und letzten Endes die Hoffnung – womöglich auf der Strecke bleibt.

Es muss nicht unbedingt immer so sein, dass man kopflos von einer Sucht in die nächste schlittert und das Leiden endlos verlängert – wenn man versteht, dass es doch nur eine andere Seite der Suchtkrankheit ist. In der Rehabilitation kann man die Chance nutzen, sich ehrlich damit auseinanderzusetzen, sich Zusammenhänge und Konsequenzen bewusst zu machen und psychologische Beweggründe aufzudecken, bevor man dieser Sache sein ganzes Leben opfert. Vielleicht gäbe es noch andere, bessere, interessantere Bewusstseins- und Lebensinhalte wahrzunehmen …

# Der perfekte Mann

- Sind Sie eine Frau, die von einem Mann träumt, der sie „glücklich macht"?
- Sind Sie seit Langem auf der Suche nach dem perfekten Mann, der sich um Sie kümmert, Ihre Probleme und Ihren Kummer verschwinden lässt, finden aber immer nur Männer, die ihrerseits Probleme und Kummer verursachen?
- Haben Sie schon öfter den verführerischen Worten eines Mannes beim ersten Treffen in einer Bar geglaubt, als er Ihnen ins Ohr flüsterte, wie wunderbar und einmalig Sie seien?
- Ist das sexuelle Interesse eines Mannes für Sie der Beweis, dass Sie schön sind?
- Suchen Sie liebeshungrig ewige, bedingungslose Liebe in schnellen sexuellen Affären mit Fremden, deren Gesichter und Namen Ihnen gar nicht einfallen?
- Tauschen Sie die Männer aus, um wenigstens einen Moment lang die Power zu haben, während Sie sich vormachen, dass die sexuelle Begierde eines Mannes Liebe bedeutet?
- Verbergen Sie Ihr Bedürfnis nach Vertrautheit, indem Sie sich cool und reserviert geben, während Sie innerlich vor Einsamkeit umkommen?
- Hatten Sie schon mal Sex mit einem Mann, um einen anderen zu verletzen, dem das aber völlig egal war?
- Haben Sie alles getan, damit ein Mann bei Ihnen blieb, obwohl er Sie immer wieder verletzte?
- Haben Sie sich nach Sex mit Ihrem Partner gesehnt, um seine Untreue zu vergessen?

- Haben Sie Ihren Partner beschuldigt und angegriffen, um damit die Angst zu übertönen, dass er ja doch bald wieder gehen würde?

Wenn Sie Alkoholikerin sind, müssten Sie bestimmt einige dieser Fragen mit Ja beantwortet haben. Sex- und Liebessucht und auch Co-Abhängigkeit gehen Hand in Hand mit Alkoholismus. Solange wir in der Krankheit stecken, kommen wir nicht gut klar damit, unser emotionales Wohlbefinden und die körperliche Unversehrtheit zu schützen. Alkoholikerinnen leben gefährlich. Und wer dann noch einen Alkoholiker als Partner hat, ist besonders schutzlos.

Das Selbstwertgefühl muss für den Liebeshunger letztendlich auf der Strecke bleiben. Man baut keine Beziehung auf, erwartet keinen Respekt und setzt keine Grenzen, und das kann (unter Alkoholeinfluss) auch zu gewalttätigen Auseinandersetzungen führen, vor allem, wenn man provoziert, um die eigene Angst und Scham zu überdecken.

Jedes Mal, wenn Sie bei einem Mann, den Sie neu kennengelernt haben, wieder in Ihre Symbiose-Fantasien verfallen, werden Enttäuschung und Schmerz gleich vorprogrammiert. Sie wissen das bestimmt selber, wollen aber nicht wahrhaben, dass die Schwächen des jeweiligen Partners gar nicht das Problem sind. Es liegt an einem selbst oder vielmehr daran, dass man darauf beharrt, dass die Wünsche wahr werden – entgegen aller Wahrscheinlichkeit und sicher entgegen allen Erfahrungen. Man hat eigentlich nicht besonders viel Interesse an diesem Menschen, aus lauter Angst vor Lügen, Verrat und Schmerz. Auf solchen Erwartungen lässt sich kein Glück aufbauen. Man bleibt dabei ... dieselben alten Gewohnheiten und Verhaltensweisen ... und damit immer wieder das Gleiche.

Die Wahrheit ist: Die Liebe und die Kraft sind in uns drin – und das ist die Lösung. Man muss nicht das ganze Leben einer fixen Idee opfern, die doch bisher ohnehin nur Leiden verursacht hat. Wenn man bereit ist, diesen Wiederholungszwang zu durchbrechen, kann man sich auch befreien. Man kann Liebe und Freude finden, wenn man Liebe und Freude mitbringt. Das ist ein Änderungsprozess, der damit anfängt, dass man seine Abwehrhaltung auf- und sich selbst die Chance zur Heilung gibt.

## Sadomasochistisch

Wenn man ohne Sicherheit, Liebe und Zufriedenheit auskommen musste, kann das dazu führen, dass man ganz besonders intensive Erlebnisse sucht. Extreme Erfahrungen sind intensiver, weil Gefahr oder Bedrohung das Gehirn veranlasst, Adrenalin auszuschütten, was einen in Aufregung versetzt. Durch Schmerz wird die Endorphin-Produktion angeregt, und das löst Euphorie aus.

Wer seit der Kindheit Entbehrungen, Liebesentzug und Vernachlässigung erduldet hat, wird womöglich dazu tendieren, dem Alleinsein zu entkommen. Da kann jede Art von Aufmerksamkeit besser erscheinen, als das alte Verlassenheitsgefühl, in dem man sich von allen vergessen gefühlt hat, wieder hochkommen zu lassen. So kann es sein, dass man sich lieber Schmerzen zufügen lässt, als nicht wahrgenommen zu werden.

Missbrauchte Kinder entwickeln die tief sitzende Überzeugung, dass sie es nicht verdienen, geliebt und respektiert zu werden, dass Liebe und Schmerz gleichzusetzen sind. Sie verrohen innerlich, während sie doch nur versuchen, die ihnen zugemuteten Schikanen bestmöglich zu überstehen. Solche Selbstschutzmechanismen haben dann später negative Begleiterscheinungen: So kann bei einem Menschen eine gewisse Abgestumpftheit, Empfindungskälte oder Gleichgültigkeit zurückbleiben und dazu führen, dass er extreme Stimulationen sucht, demütigende Interaktionen und die besondere Aufmerksamkeit, die mit dem Schmerz einhergeht. Man sucht nach dem, was man kennt, und man mag Situationen, mit denen man sich auskennt. Misshandelt oder „bestraft" zu werden, wird akzeptiert, weil es das ist, was man am besten kennt und auch erwartet, was das ohnehin geringe Selbstwertgefühl bestätigt, und weil die damit einhergehende Erregung ein körpereigener Rauschzustand ist. Ein sanfter und liebenswürdiger Partner dagegen wird als langweilig abgewiesen oder als schwach verachtet. Freundliche Zuwendung und liebevolle Verbundenheit werden dann auch abgelehnt, während Missbrauch und Aufregung als Vertrautheit interpretiert werden. Natürlich werden solche Verhaltensmuster – wie alle Süchte – im Laufe der Zeit extremer. All das verstärkt ein niedriges Selbstwertgefühl noch weiter, auch wenn dabei innere Spannungen abgebaut werden, was sich angenehm anfühlt. Die Wirkung des Ganzen wird dann vielleicht noch mithilfe von Rauschmitteln erhöht.

Die masochistische Rolle, seinen freien Willen aufzugeben und sich der Gnade eines anderen auszuliefern, kann ein Gefühl von Macht erzeugen, weil man es schafft, Schmerz auszuhalten, ohne daran zu zerbrechen. Währenddessen kann aber die Gewalt eskalieren und die Situation gefährlich werden.

Der Sadist verbirgt sich hinter Verachtung und Sarkasmus. Ihm fehlt der Glaube an echte Liebe, und er will eigentlich auch nichts riskieren. Also setzt er auf Dominanz und versucht, dabei die Kontrolle und seine körperliche Unversehrtheit zu behalten. Die sadistische Rolle, jemandem Schmerzen und Demütigungen zuzufügen, kann die Illusion nähren, überlegen und mächtig zu sein, und so zu tun, als hätte es niemals Zeiten gegeben, wo man hilflos und unglücklich war.

Leider funktioniert das so aber nicht. Schmerzen wird man nicht los, indem man anderen welche zufügt. Sowohl der Sadist als auch der Masochist bleibt Opfer. Eigentlich sucht jeder die ungeteilte Aufmerksamkeit des anderen und ein bisschen Macht über ihn. Dafür wird alles geopfert.

In der ersten Rehabilitationsphase sind Alkoholiker eventuell versucht, Selbstsabotage zu betreiben, indem sie sich anderen Süchten und selbstzerstörerischen Aktivitäten zuwenden, um auf vertrautes Terrain zurückzukehren. So bleibt man im Leiden stecken. Wem das so ergeht, der sollte vielleicht eine Psychotherapie in Erwägung ziehen. Das ist die Zeit, sich selber kennenzulernen und sich dadurch von zwanghaften selbstzerstörerischen Rollen zu befreien. Selbstliebe, Selbstwert und Selbstrespekt entwickeln sich ganz allmählich, während man sich die eigenen Denkprozesse nach und nach bewusst macht und dadurch gewohnheitsmäßige Irrtümer durchschaut. Während man sich damit auseinandersetzt, wie man mit sich selber und den anderen klarkommen will, kann man sich mit dem Gedanken anfreunden, dass es möglich sein kann, sich in einer Beziehung wohlzufühlen.

Ein strukturiertes Rehabilitationsprogramm oder ein Zwölf-Schritte-Programm kann den nötigen Kontakt zu anderen Süchtigen ermöglichen, die sich auch auf dem Weg der Genesung befinden. Man kann einen neuen Umgang lernen, ohne weiterhin in festgefahrenen Bahnen stecken zu bleiben. In Therapiegruppen kann man lernen, die Rollen, die man nicht mehr spielen möchte, aufzugeben – eine gute Zeit, um sich ernsthaft mit der eigenen Wahrheit auseinanderzusetzen.

## Seelenverwandt

Wenn man clean wird, braucht man den Kontakt mit anderen Süchtigen in derselben Lage. Wir sind doch gewissermaßen Schiffbrüchige und haben – wie die Überlebenden der *Titanic* – ein Zusammengehörigkeitsgefühl. Wir geben einander Trost und Unterstützung, und wir haben auch Spaß zusammen. Das tut gut, wenn man schon lange keine erfreulichen oder normalen Beziehungen zu anderen Menschen mehr hat.

Es kann passieren, dass man sich gleich an jemanden binden will, der einen versteht und dieselben Erfahrungen teilt. Man erhofft sich da etwas Fürsorglichkeit und Schmerzlinderung. Aus Anspannung und Unbehagen heraus will man sich vielleicht in eine sexuelle oder romantische Beziehung stürzen mit dem erstbesten Menschen, der einen überhaupt wahrnimmt. Meistens erweist sich das früher oder später als eher weniger gute Idee. Die Aufmerksamkeit, Aufregung und Ablenkung können da überaus betörend sein, aber man hatte noch keine Gelegenheit, Neues zu lernen und sich auf neue Verhaltensmuster einzustellen. Man ist noch immer auf den „Überlebensmodus" eingestellt – eigentlich denkt jeder von beiden nur an sich selbst. Man bringt sich gegenseitig bloß draus, wenn der unverarbeitete Schmerz hochkommt und man da auch noch abgelenkt ist durch den anderen. So viel Unruhe und Verwirrung sind keine Basis für eine gute Beziehung. Und das kann leicht zu einem Rückfall führen, weil man noch gar nicht weiß, wie man das alles nüchtern überhaupt aushalten soll. Und so schlittert man womöglich gleich mit in den Schlamassel, ohne irgendetwas verhindern zu können, während man sich doch so gerne am neu gefundenen Lebensretter festhalten würde.

Wahrscheinlich haben Sie bereits Erfahrung mit nicht funktionierenden Beziehungen – eine weitere muss also gar nicht sein. Die innere Tendenz zur Abhängigkeit von Substanzen ist meistens mit Abhängigkeiten anderer Art verbunden und so gibt es häufig eine Suchtverlagerung im zwischenmenschlichen Bereich. Man ist unsicher und empfindlich, und da kann es überaus verführerisch erscheinen, sich mit Liebe oder wenigstens Sex zu betäuben. Aber wenn man gerade dringend daran arbeitet, sich innerlich zu festigen, kann man unmöglich frei auf einen Menschen zugehen, um ihn langsam kennenzulernen. In dieser Phase würde eine allmähliche Annäherung alte Unsicherheiten hochkommen lassen und damit das Risiko, die Sucht lediglich von einer Substanz auf einen Menschen zu übertragen. Eine co-abhängige Bindung ist auch eine Sucht, die Leiden verursacht. Die ganze Energie ist darauf gerichtet, etwas von außen zu bekommen, aber letztendlich hat man keine Kontrolle über die Entscheidungen des anderen Menschen. Eine solche Abhängigkeit kann sogar stärker sein als eine Drogensucht, vor allem dann, wenn die in der Kindheit unerfüllten Bedürfnisse nach Liebe, Fürsorge und Sicherheit immer unerfüllt geblieben sind.

Die erste Rehabilitationsphase ist eine magische Zeit, die von viel Enthusiasmus gekennzeichnet ist, den wir auch in neue Beziehungen einbringen, die oft intensiv und schnell aufflammen wie Strohfeuer. Diese Phase wird auch „rosarote Wolke“ oder „Flitterwochenzeit“ genannt. Unverträglichkeiten oder Meinungsverschiedenheiten zwischen Leidensgenossen und neuen Freunden erscheinen unwesentlich. Man ist zusammen clean geworden, und das muss reichen. Über diesen gemeinsamen Nenner kann es schon mal zu einer Liaison kommen zwischen Menschen, die einander unter normalen Umständen nie nahegekommen wären und die außerhalb ihrer temporären Gemeinsamkeiten eigentlich doch sehr verschieden sind. Um das zu entscheiden, bräuchte man schon etwas mehr Zeit.

Es ist eine kritische Phase voller Hoffnung und starker Gefühle aller Art. Man ist gleichzeitig auch verletzlich und leicht aus der Fassung zu bringen. Es wäre schon gut, wenn man seine ganze Kraft jetzt ganz bewusst in die Genesung einbringen könnte. In dieser Zeit tritt die wahre Persönlichkeit, die von der Sucht dominiert und darunter verborgen war, zutage – wenn man diesen Prozess zulässt, ohne zu viel Ablenkung durch Provokationen und Reaktionen auf die Gefühle und Stimmungen anderer. Die Zeit wird kommen, wo die Überidentifikation mit dem Suchtthema nachlässt und man freier wird. Und darum geht es doch schließlich.

## Kampf mit Ungeheuern

*Wer mit Ungeheuern kämpft, mag zusehn, dass er nicht dabei zum Ungeheuer wird.*
Friedrich Nietzsche (*Jenseits von Gut und Böse*, Aph. 146)

Wer einen Alkoholiker liebt, hat es nicht leicht. Ein „nasser" Alkoholiker ist einfach schwierig. Er kennt Ihre schwachen Punkte und ist allzeit bereit, mit großer Präzision das Skalpell an Ihrem Selbstwertgefühl anzusetzen. Auch wenn sich Hilflosigkeit hinter solch verletzender und bedrohlicher Feindseligkeit versteckt, so muss man doch damit umgehen. Ihr Alkoholiker war bestimmt schon hinterlistig, manipulativ, respektlos und illoyal. Dann ist er immer wieder auch freundlich, liebevoll und ganz und gar hinreißend. Er hat sie beschimpft, belogen und hintergangen, hat sich tausend Mal dafür entschuldigt, um dann Ihre Wunden erneut aufzureißen, bevor sie verheilt waren. Sie sind ausgelaugt von dem nie enden wollenden Kampf mit Kräften, die sich Ihrer Einflussnahme entziehen.

Es kann sehr gut sein, dass Sie mittlerweile komplett ratlos sind. Der (ungefragt erteilte) Rat anderer ist auch nicht immer zu befolgen. Vielleicht fühlen Sie sich schuldig, beschämt und verletzt, sind aber nicht in der Lage, sich aus der erschöpfenden Intensität dieser Beziehung zurückzuziehen. Sie wissen nicht, welche Rolle Ihnen bei dieser Krankheit und ihrer Heilung zukommt. Sie versuchen, Ihren Partner/Ihre Partnerin zu beschützen und müssen sich trotzdem bösartige Angriffe gefallen lassen. Aber immer noch fühlen Sie sich verantwortlich für sein oder ihr Wohlergehen. Sobald Sie einmal verstanden haben, dass ein Ertrinkender versuchen wird, Sie mit in die Tiefe zu reißen, können Sie sich selbst erlauben, das zu tun, was gut *für Sie* ist. Wenn der andere nicht schwimmt oder sich an einem Rettungsring festhält, können Sie nichts dagegen tun. Vielleicht fühlen Sie sich angesichts der Vergeblichkeit Ihrer Bemühungen am Ende Ihrer Kräfte. Letztendlich kann niemand die Wünsche und das Schicksal einer anderen Person lenken, auch nicht unter Einsatz des eigenen Lebens.

Im Zwölf-Schritte-Programm von Al-Anon, den Selbsthilfegruppen für Angehörige und Freunde von Alkoholikern, taucht der Begriff „liebevolles Loslassen“ auf. Es wird vorgeschlagen, das Kontrollieren sein zu lassen. Die Anonymen Alkoholiker lehren uns, die Botschaft zu tragen, nicht den ganzen Alkoholiker. Alkoholiker haben eine verzerrte Wahrnehmung und sind daher wankelmütig – mal denken sie so und dann auch wieder ganz anders. Manchmal „beißen sie die Hand, die sie füttert“. Sie widersetzen sich ihren Rettern und geben sich lieber mit ihren Feinden ab. Das kann enttäuschen, entmutigen und auch verärgern. Wenn Sie einen Alkoholiker auf den „toten Winkel“ seiner Verweigerungshaltung hinweisen, wird er sich gegen Sie wenden. Das wiederum macht Sie ärgerlich und unglücklich. Er „soll endlich begreifen“ oder sich von Ihnen (vielleicht auch mal gegen seinen Willen) helfen lassen. Sie sind so mit der anderen Person beschäftigt, dass Sie sich im Laufe der Zeit selbst abhandenkommen. Damit ist niemandem gedient. Ein Alkoholiker, der nicht aufhören will, hört auch nicht auf – allen möglichen Befürchtungen, Drohungen und Folgen zum Trotz. Solange er trinkt, will er nichts davon wissen. Deshalb trinkt er ja.

Aber Sie können etwas verändern und sich Ihr Leben zurückholen! Alkoholiker hören erst auf, wenn sie nicht mehr weiterwissen, sämtliche Ressourcen erschöpft und sie völlig am Ende sind. Ob Sie nun selbst süchtig sind oder einen Süchtigen lieben (oder beides) – bedenken Sie, dass man letztendlich niemanden kontrollieren kann. Er (oder sie) muss es selbst wollen ... das Leben.

## Familienbesuche

Vielleicht hatten Sie eine schwierige Kindheit in einer Familie, die nicht in der Lage war, Sie gut auf das Leben vorzubereiten, Ihnen Wege zu ebnen oder Ihr Selbstbewusstsein zu stärken. Problematische Familien sind vielfach streng, respektlos und aufdringlich. Aus Scham werden Probleme wie Sucht und Missbrauch abgestritten und verheimlicht. In solchen Familien lernt man, dass es vorzuziehen ist, Schmerzen zu erdulden, anstatt Hilfe zu suchen. Das kindliche Wohlbefinden wird nicht beschützt. Die Kinder sind ängstlich und verwirrt, merken, dass ihre Familie anders ist als andere, und so fühlen sie sich allein und unsicher. Da kann es schon von Vorteil sein, die eigene Verletzlichkeit zu dementieren und das mangelnde Selbstbewusstsein zu überspielen. Statt in offener Kommunikation Verständigung zu suchen, versteckt man vieles hinter Heimlichkeiten und leugnet lieber schon von vornherein alles. Meinungsverschiedenheiten werden da schnell zu Konflikten, und diese werden ausagiert. So ein beunruhigendes Familienleben ist beängstigend (nicht nur) für Kinder und führt zu Verhaltensschäden.

Wenn ein Familienmitglied trotz allem eine Chance auf Hilfe erhält und sie auch wahrnimmt, widersetzen sich die anderen Familienmitglieder vielfach den Veränderungen und sabotieren sie sogar. Sie fühlen sich zurückgelassen und schämen sich, dass ihre „schmutzige Wäsche in der Öffentlichkeit gewaschen wird" (das gilt besonders, wenn Missbrauch im Spiel ist).

In der ersten Phase Ihrer Genesung können sich Familienbesuche schwierig gestalten und Ihre Abstinenz gefährden, wenn Ihre Familie mittels destruktiver Verhaltensmuster die alte Vertrautheit wiederherstellen will. Auch wenn die Familie ursprünglich für Rehabilitation war, kann es gut sein, dass Sie jetzt überraschend kritisiert und angegriffen werden für den neuen Lebensstil. Man sagt Ihnen vielleicht, Sie müssten für die Familie da sein und dass Ihre neuen Freunde gar nicht wüssten, wie (krank) Sie wirklich sind. Das kann Ihre Zuversicht so sehr schwächen, dass Sie vielleicht die Hoffnung aufgeben und wieder zurückfallen in das „alte“ Leben, das Sie ja kennen.

Glauben Sie keinem, der Ihnen sagt, dass Sie nicht glücklich sein dürfen – ganz egal, was Sie getan haben oder was man Ihnen angetan hat. Bauen Sie sich ganz bewusst ein neues Leben auf. Pflegen Sie guten Kontakt mit anderen Leidensgenossen. So ein unterstützender Freundeskreis kann sich in der ersten Phase als lebensrettend erweisen. Mit dem Verständnis Ihrer neuen Freunde können Sie sich vielleicht das Recht herausnehmen, dabeizubleiben und weiterzumachen – auch wenn Ihre Familie das noch nicht recht versteht oder billigt – in der inneren Sicherheit, dass es der richtige Weg für Sie ist und auch Ihrer Familie zugute kommen wird.

Hier einige Tipps, um Ihre Stärke und Zuversicht zu schützen und Ihre Enthaltsamkeit nicht zu gefährden:

- Machen Sie Ihr Wohlbefinden und Ihre Abstinenz zur obersten Priorität.
- Sprechen Sie mit anderen Süchtigen, die sich auf dem Weg der Heilung befinden.

- Tägliche Gebete, vor allem dann, wenn Sie beunruhigt sind.
- Spirituelle Literatur und das regelmäßige Aufschreiben von Gedanken, Gefühlen und Träumen helfen, bewusst bei sich zu bleiben.
- Sie müssen sich niemandem gegenüber erklären oder verteidigen.
- Kehren Sie nicht zu alten schmerzhaften Verhaltensmustern zurück. Lassen Sie die alten Kämpfe los.

Im Folgenden ein paar Formulierungen, die Ihnen für den Umgang mit der Familie nützlich sein können:
- „Das ist nicht gut für mich."
- oder: „Ich will das nicht." (Denken Sie daran: Sie sind frei und dürfen Entscheidungen treffen!)
- oder: „Ich will jetzt nicht darüber sprechen."
- oder: „Nein (danke)." Die Familie muss nicht verstehen und zustimmen, wenn sie nicht will.
- oder: „Ich muss jetzt gehen." (Sie dürfen dramatische Inszenierungen jederzeit verlassen.)
- oder: „Lass mich mal in Ruhe darüber nachdenken." Eine kleine Pause kann Ihnen helfen, Ihre Fassung und innere Ruhe wiederzugewinnen.

Seien Sie nicht zu selbstsicher. In der Anfangsphase können familiäre Auseinandersetzungen und eingeschliffene alte Gewohnheiten eine ganz schwierige Kombination sein, vor allem, wenn man nicht darauf vorbereitet ist. Aber wenn man wirklich will, kann man natürlich trotzdem clean und nüchtern bleiben. Die Familie wird sich später auch noch über die guten Veränderungen freuen, von denen alle etwas haben.

## Ein klares Jein

Abhängige konzentrieren sich gerne auf andere, so vermeiden sie es, sich mit dem eigenen Leben auseinanderzusetzen. Wir mischen uns ein, wir sind ganz für sie da, opfern unser eigenes Wohlbefinden, stets zur Stelle mit Belehrungen, Kritik und Vorwürfen, und dafür erwarten wir dann auch noch Liebe und Freude. Kurz: Wir verlangen, dass die anderen alles einsehen und sich ändern sollen. Alles soll so sein, wie wir das wollen.

Oder aber wir haben es mit Menschen zu tun, die uns ausnutzen wollen. Vielleicht manipulieren sie uns mit Vorwürfen wegen unseres angeblichen Egoismus, damit wir ein schlechtes Gewissen bekommen. Es fällt uns schwer, ehrlich zu sein. Wir wollen ja unsere Verlassenheitsängste lieber überspielen – bloß nie die Angst vor Liebesentzug zugeben, lautet die Devise. Wir scheuen Auseinandersetzungen, Probleme werden nicht angesprochen und deshalb auch nicht gelöst. Man ärgert sich immer mehr, und das zwischenmenschliche Klima wird immer unerquicklicher. Es kann gut sein, dass wir uns selbst als „überaus liebenswert“ einstufen, während wir eher unangenehm und schwierig sind, weil es uns insgeheim doch nur um die eigenen unstillbaren Bedürfnisse nach liebevoller Aufmerksamkeit und Zuneigung geht. Man benimmt sich eher weniger reizend, wenn man sich nie traut, Nein zu sagen. Da staut sich einfach zu viel Frust auf. Der Zeitpunkt kommt, wo man so nicht mehr weitermachen kann.

In der ersten Genesungsphase ist es das Wichtigste, der eigenen Abstinenz ganz kompromisslos den Vorrang einzuräumen. Wir machen uns die Konsequenzen des eigenen Verhaltens immer mehr bewusst, und so werden wir nebenbei freundlicher und umgänglicher. Wir brauchen doch ein positives emotionales Umfeld. Der alte Groll muss als Erstes aufgegeben werden, sonst fehlt uns vielleicht die Motivation, trocken zu bleiben.

Das heißt, wir müssen lernen, für uns selbst geradezustehen und unsere Wahrheit auszusprechen – nur dann Ja zu sagen, wenn wir es auch wirklich meinen. Meine Oma konnte das ganz gut. Sie formulierte eine Abfuhr mit: „Das ist nicht gut für mich." Da konnte eigentlich keiner widersprechen. So war sie gleichzeitig freundlich und doch bestimmt. Wenn wir keine klaren Grenzen setzen können, fühlen wir uns machtlos, frustriert oder niedergeschlagen, und irgendwann greifen wir dann womöglich auf selbstzerstörerische Verhaltensweisen zurück, weil das alles nicht auszuhalten ist und wir uns selber nicht mehr ausstehen können.

Es kann immer mal vorkommen, dass andere Sie verletzen oder respektlos behandeln. Da liegt es an Ihnen, dem Einhalt zu gebieten. Wenn Sie nicht für sich einstehen, wer sonst soll das übernehmen? Ihr Wunsch, Konfrontationen aus dem Weg zu gehen, hat nichts mit Liebenswürdigkeit zu tun, sondern mit Schwäche. Hören Sie auf, immer auf Zustimmung zu setzen und stehen Sie zu sich! Andere Menschen behandeln Sie so, wie Sie es zulassen. Wenn Sie sich nicht trauen, Grenzen zu setzen, haben Sie immer wieder das unerfreuliche Gefühl, hilflos zu sein und sich unterbuttern zu lassen. Falls Sie zum Beispiel jemand um Geld bittet, und Sie ihm aber keins geben wollen, sagen Sie eben Nein – dann müssen Sie sich nicht ärgern. Es ist gar nicht nötig, dass Sie immer erklären, warum Sie etwas tun oder nicht. Die andere Person versteht Ihr Verhalten vielleicht nicht und muss das auch nicht. Wenn Sie wählen können, ob Sie sauer sein sollen oder Ihr Gegenüber, dann soll sich doch lieber der andere ärgern, und Sie haben Ihr Geld noch in der Tasche. Diese Haltung ist befreiend. Es ist schön, anderen gegenüber großzügig und hilfsbereit zu sein. Aber doch nur, wenn das freiwillig passiert.

Friedlich und frei zu sein, fühlt sich gut an. Schließlich ist die Motivation für den Drogenentzug doch die Aussicht auf Glück und Wohlbefinden. Dafür muss man auch im zwischenmenschlichen Bereich an sich arbeiten.

# V

# Dreizehn Alkoholiker

# 1. Larry braut sich sein eigenes Bier

Ich war immer ein lieber, guter Junge. Ganz brav war ich. Aber ich war klein, und deswegen haben sie mich gehänselt. In der Schule war ich gut, sang im Chor, war hier und da dabei. In der Teenagerzeit war es mir peinlich, dass ich weiterhin so dünn blieb. Ich mochte meinen Körper nicht. Eigentlich wurden sportliche Erfolge von mir erwartet, aber weil ich so ein Hänfling war, konnte ich solche Erwartungen nicht erfüllen. Weil ich mich trotzdem irgendwie behaupten wollte, musste das Bravsein dran glauben. Ich wollte zwar der Realität entfliehen, aber dann kam ich ab und zu ganz real kurz in den Knast.

Später war ich auf dem College in Illinois. Das ging dann zunächst schief, weil es mir wichtiger war, zu „feiern“. Ich braute in Tongefäßen mein eigenes Bier und machte mir damit einen Namen. Irgendwann schaffte ich den College-Abschluss dann doch noch, zwischenzeitlich entdeckte ich Amphetamine und bewusstseinsverändernde Drogen. Bald hatte ich eine kleine Familie, wollte von der akademischen Welt nichts mehr wissen, sondern lieber ein Held der Arbeiterklasse werden. Und so machten wir uns auf an die Westküste. Wir legten einen Zwischenstopp in Denver ein, und da blieben wir dreißig Jahre lang hängen – einige von uns jedenfalls (die Ehe hielt nicht). Um uns über Wasser zu halten, töpferte ich. Für Bier und Drogen reichte es eigentlich immer. Ich war jung und hip, fand, dass ich gut aussah (nicht mehr so mager), und man beachtete mich. Ich glaubte, alles haben zu können. Was ich wollte, nahm ich mir einfach. Im Rückblick sehe ich, dass ich damals lieblos, gleichgültig und rücksichtslos war. Moral war mir egal.

Irgendwann tauchten dann ein paar andere Jungs in meinem Töpferstudio auf, die mir interessiert und verantwortungsbewusst vorkamen. Sie schienen ihr Leben im Griff zu haben und hatten doch jede Menge Zeit zum Trinken. Sie waren Feuerwehrmänner, und so wurde letztendlich auch ich einer. Es passierte dann so dies und das, und meine zweite Frau verließ mich. Das war etwa zu der Zeit, als ich in volltrunkenem Zustand fast ein paar Nachbarn und ihre Freunde überfahren hätte. Der Feuerwehrkommandant brachte mich daraufhin zu einem Zwölf-Schritte-Meeting. Ich wollte dort eigentlich sagen, dass ich kein Alkoholiker sei, und dass ich meine Trinkerei bloß besser unter Kontrolle bringen müsste, aber irgendwie gab ich meinen Alkoholismus dann doch zu. Seit diesem Tag, dem 9. Dezember 1979, habe ich weder Drogen genommen noch Alkohol getrunken.

Heute lebe ich nach einer einfachen Formel: Ich stehe morgens auf, lege sofort los, reiße mir dann den ganzen Tag den Arsch auf und überlasse es dem lieben Gott, was daraus wird. Nebenbei bin ich eigentlich der Mann geworden, der ich immer sein wollte. Ich fühle mich wohl in meiner Haut, in meinem eigenen Zuhause, in der Gesellschaft von anderen und auch auf der Straße. Ich vertraue Gott mit Hingabe und finde das viel aufregender und spannender als das asoziale Leben von früher.

## 2. Suche nach Schmerz

In meinem Elternhaus war Missbrauch an der Tagesordnung. Mein Vater ist Alkoholiker, und meine Mutter war irgendwie abwesend, wenn es drauf ankam. Ich wurde als kleines Kind jahrelang sexuell missbraucht, hauptsächlich von meinem Vater und meinem Stiefvater, aber sie waren nicht die Einzigen. Meine wenigen Kindheitserinnerungen sind es nicht wert, erwähnt zu werden.

Als ich Drogen und Alkohol entdeckte, war das die Rettung. Ich konnte mein Leben für ein Weilchen vergessen, bis es dann irgendwann nicht mehr ging. Und so wurde ich mit 32 Jahren trocken, genauer gesagt, am 14. Januar 2007. Ich begann zu verstehen, dass alle engen Beziehungen, die ich bis dahin gehabt hatte, auf Missbrauch gründeten. In jahrelanger Therapie habe ich herausgefunden, dass ich zwanghaft versuchte, meine Kindheitserfahrungen zu revidieren. Mein Vater liebte mich nie wie ein Vater – wenn er in meine Nähe kam, verursachte er bloß Terror und Schmerz. Ich fand heraus, dass ich mich vor menschlicher Nähe und echter Liebe fürchtete, weil sie mir vor Augen geführt hätte, wie lieblos meine Kindheit gewesen war. Stattdessen suchte ich mir Männer, die mir Schmerzen zufügten und versuchte ständig, sie dazu zu bringen, mich so zu lieben, wie ich dachte, dass es sein müsste.

Ich hatte keine Ahnung, was Liebe bedeutet. Bei der Rehabilitation lerne ich, dass Liebe nicht mit Schmerz gleichzusetzen ist. Nur wenn ich trocken bleibe und mein Verstand richtig funktioniert, kann ich genug

Selbstbewusstsein und Selbstliebe entwickeln, um einen Mann zu wollen, der mich liebt. Allmählich bin ich in der Lage, lieben zu lernen, indem ich fürsorglich zu anderen bin. Wenn ich abstinent lebe, kann ich den Kreislauf durchbrechen und damit aufhören, mich mit Selbstkritik weiterhin zu verurteilen und zu quälen. Das ist vorbei. Nur durch positive Verstärkungen, die mich daran erinnern, dass ich liebenswert bin, schaffe ich das. Ich rede mir selber gut zu, wiederhole immer wieder, dass ich ein Kind Gottes bin. Ganz wichtig ist auch die liebevolle Hinwendung zu anderen Menschen.

Zurzeit lebe ich zum ersten Mal in einer liebevollen Beziehung. Ich kann jetzt sogar die Zuneigung von meinem Freund annehmen und ihn so lieben, wie er ist, auch wenn ich seine Entscheidungen nicht immer mag.

# 3. Knochenbrecher

Ich glaube, ich war früher ziehmlich wütend, ohne es zu wissen oder zu zeigen. Meine Mutter ist eine begeisterte Partygängerin. Sie trinkt gerne viel. Manchmal war sie nicht da, und dann kümmerte sich meine Schwester um mich. Das machte mir damals nichts aus, ich war ja noch so jung. Mein Gefühlsleben war noch gar nicht richtig entwickelt.

Wir waren von Los Angeles zurück nach München gezogen und unterwegs war uns – oder jedenfalls mir – mein Vater abhandengekommen. Ich war zehn, als er anrief und versprach, mir ein Flugticket zu schicken, damit ich ihn in Los Angeles besuchen könnte. Damals hatte ich ihn eigentlich fast schon vergessen gehabt, aber ich freute mich total und rannte danach monatelang jeden Tag zum Briefkasten, bevor ich die Hoffnung dann irgendwann wieder aufgab.

Ab da hatte ich eigentlich keine Lust mehr, mit ihm zu sprechen. „Ja, ja, erzähl mir noch ein paar dumme Geschichten", dachte ich mir. Irgendwann hatte ich auch mein Englisch vergessen. Laut meiner Mutter hat er mir ein paar Jahre später dann doch noch ein Ticket geschickt, und sie setzte mich in den Flieger. Ich erinnere mich nicht mehr daran, aber passiert ist Folgendes: Keiner war da. Niemand holte mich am Flughafen ab. Ich hatte bereits etwa 15 Stunden gewartet, bevor die Einwanderungsbeamten die Freundin meines Vaters ausfindig machten. Sie kam dann, um mich abzuholen. Nach diesen Ferien hatte ich 14 Jahre lang keinen Kontakt mehr zu meinem Vater. Er zog immer wieder um, und ich wusste auch nicht, wo er gerade wohnte.

Mit 16 entdeckte ich das Rollerblading. Alles wurde anders. Ich wurde echt gut darin. Gelegentliche Knochenbrüche waren mir egal. Dann wurde ich von Sportausrüstern gesponsert, kam kostenfrei in der Welt herum und traf andere professionelle Inlineskater. Bei uns ging jeden Abend die Party ab. Damals fing es an mit dem Trinken und dem Kiffen. Ich trank immer mehr – und irgendwann brauchte ich schon morgens einen Drink, um meinen Kater loszuwerden.

Durch Erfolge bei einigen Wettbewerben qualifizierte ich mich für die Weltmeisterschaften in der Schweiz. Mein polnischer Freund und ich waren dort dann die einzigen Europäer, die es in die Finalgruppe der ersten zehn schafften. Wir feierten diesen Erfolg die ganze Nacht und wachten nach kurzem Schlaf gerade noch rechtzeitig für die Finalläufe auf. Dummerweise rauchten wir aber gleich wieder ein paar Joints, sodass wir wieder einschliefen und den Wettkampf verpennten. Dafür könnte ich mich heute noch ohrfeigen. Das war die schiere Dummheit. Natürlich waren unsere Sponsoren sauer und stellten ihre Zahlungen ein. Ab da konnten wir keine neuen Geldgeber mehr auftreiben. Ich hörte auf mit dem Sport, tat mich mit einem neuen Freund zusammen und schnupfte Tag und Nacht Kokain. Wieder brach ich mir ein paar Knochen, dieses Mal allerdings bei Schlägereien. Ich stahl und kam ins Gefängnis. Es war eine einzige lange Verzweiflungsstrecke.

In der Zwischenzeit hatte ich erfahren, dass meine „Ersatzeltern" in Los Angeles erfolgreich clean waren.

Ihr Sohn, als Kind mein bester Freund, war auch wieder nach L.A. gezogen. Sein Vater hatte mir angeboten, den Flug zu bezahlen und sogar einen kostenlosen Aufenthalt in seiner eigenen Entzugsklinik. Ich rief immer wieder in Los Angeles an, aber irgendwie schaffte ich den Weg zum Flughafen nicht. Irgendwann packte mich dann meine Mutter und verfrachtete mich in den Flieger. So erzählt man es mir jedenfalls. Ich selbst kann mich an nichts erinnern.

Seit diesem Tag, dem 27. September 2004, bin ich trocken. Ich danke Gott jeden Tag dafür. Ohne die Menschen, die mich lieben und mich nie aufgaben, wäre ich nicht hier. Ich bin sehr dankbar dafür und werde immer für sie da sein. Mein Leben ist ganz wunderbar. Ich lebe gerne abstinent. Meine Arbeit gefällt mir. Ich habe keine Angst mehr und bin über den Berg. Meine Mutter und mein Vater sind immer noch dieselben Menschen wie früher, aber ich erwarte nicht mehr, dass sie sich ändern. Ich bin glücklich, dass ich mich geändert habe. Jetzt bin ich damit beschäftigt, ein Leben für meine Frau und meinen Sohn aufzubauen. Wer hätte gedacht, dass ich jemals ein so gutes Leben führen würde, dass mich die Menschen respektieren und – wichtiger noch – dass ich Selbstachtung aufbringe?

## 4. Der Flaschengeist

Mein Vater war sehr gewalttätig, und meine Mutter weinte die ganze Zeit. Sie sind heute noch zusammen. Ich war das älteste Kind und wusste nie genau, worin meine Aufgabe eigentlich bestand. Ich wurde dann später Künstlerin und schuf schöne und bunte Dinge.

Mit dem Trinken fing ich erst viel später an, mit Mitte dreißig. Ich hatte einige Enttäuschungen erlebt, weil mir die Modewelt nicht die Stabilität gab, die ich gebraucht hätte. Ich tat mich schon früh mit der Kunst hervor, sie war meine Zuflucht und mein einziges Glück. Sie gab mir Frieden. Als Kind trug ich hübsche Stoffe und Schleifen, erhielt in der Highschool ein Kunststipendium und hatte im College ein konkretes Ziel vor Augen – nämlich Modedesignerin zu werden. Ich belegte 20 Kurse auf einmal, um das College früher abschließen und dann richtig durchstarten zu können. Mit 23 verkaufte ich unter meinem eigenen Label an Nordstrom.

Als ich 27 war, eröffnete ich meine „Hutgalerie" und erhielt mehrere gute Besprechungen in den Hochglanz-Modemagazinen. Interviews mit mir erschienen in französischen und japanischen Modezeitschriften. Aber die Modeindustrie ist kurzlebig und grausam. Es fiel mir schwer, mich selbst neu zu erfinden, und so verkroch ich mich zwölf Jahre lang in einer Flasche.

Ich hatte mich auch früher schon gelegentlich mal betrunken, aber meine Zielstrebigkeit war immer stärker gewesen als mein Wunsch nach Selbstbestrafung.

Mein schlimmes Alkoholproblem erkannte ich erst, nachdem ich mich für ein Masterstudium in Malerei eingeschrieben hatte.

Freunde an der Kunstschule machten mich mit dem Thema „Entzug“ bekannt. Mein Freund sagte: „Alkohol wird dir immer wichtiger sein als jede Beziehung.“ Als mir meine verfahrene Situation klar wurde, beschloss ich, mit dem Trinken aufzuhören. Ich glaube an Gott. So hatte ich Vertrauen, dass Er mich von meinem Bedürfnis nach Alkohol befreien würde. Und so war es dann auch. Ich schloss das Aufbaustudium ab und bin jetzt dabei, mich selbst lieben zu lernen, auch wenn ich nicht berühmt bin. Irgendwie ist es tröstlich, dass Dinge, die in der Kindheit völlig schiefliefen, sich dann als rettender Ausweg erweisen können.

## 5. Der große Zampano

Meine Mutter war der Meinung, ich sei gescheiter und schöner als jeder andere. Sie vergötterte mich. Mein Vater war Handlungsreisender und viel unterwegs. Meine Schwester war unwichtig. Das Aufgehen in einer symbiotischen Beziehung mit meiner Mutter war so lange wohltuend für mich, bis ich mich mit anderen Kindern in der Schule messen musste. Ich kämpfte verzweifelt um ein wenig Beachtung und Anerkennung, und es blieb dabei. Ein großer Teil meines Lebens drehte sich darum, mich bei anderen beliebt zu machen.

Als ich mit den Drogen anfing, fühlte ich mich erst mal wohl. Ich nahm so ziemlich alles, was mir in die Finger kam. Trotz jahrelanger Psychotherapie wusste ich nichts über mich. Mittlerweile hatte ich diverse erfolgreiche Laufbahnen eingeschlagen. Ich besaß eine gewisse Berühmtheit und damit auch Geld. Dementsprechend ließ auch der Erfolg bei den Frauen nicht auf sich warten. Ich war großzügig beim Verteilen von Drogen, gleichzeitig aber auch gemein und fordernd. Ich glaube, ich wollte die Frauen dafür bestrafen, dass mich die Mädchen in der Schule damals nicht mochten.

Letztendlich bekam ich alles, was ich wollte – aber es war nie genug. Meine Enttäuschung und mein Wahnsinn erreichten eine Art Höhepunkt, als wir ein Wochenende im Haus eines Freundes in den Bergen verbrachten. Wir hatten ein paar Frauen mitgenommen und ließen so richtig die Sau raus. Nach einer Nacht voller Ausschweifungen lief ich wie benommen herum und suchte im Schrank meines Freundes nach Drogen. Was ich fand, war eine Pistole. Ich nahm sie mit hinaus zum Pool und sagte zu meinem Freund: „Lass uns eine von ihnen abknallen." Das brachte ihn aus der Fassung, und nach diesem Wochenende wollte er dann nicht mehr viel mit mir zu tun haben. Ich wurde Vollzeit-Heroinsüchtiger, um mich weniger verrückt zu fühlen. Ich zog mich in mein schönes großes Haus im Malibu Canyon zurück, fing mit dem Tauchen an und bildete mir sonst was darauf ein. Ich saß auf dem Meeresboden, vollgepumpt mit Heroin, und sah die vielen bunten Fische vorbeischwimmen.

Zu diesem Zeitpunkt war meine Karriere als Filmproduzent bereits vorbei. Nach meinem sehr erfolgreichen ersten Film lebte ich auf großem Fuß, aber offensichtlich kann ich mit Erfolg nicht gut umgehen. Der zweite Film wurde schon kaum mehr fertiggestellt. Ich war nur noch eine Witzfigur. Mitarbeiter des Studios, für das ich diesen Film produzierte, verfrachteten mich auf eine Insel vor Florida, wo ich einen Zwangsentzug machte. Mein ganzer Reichtum ging flöten, und ich wurde von meinem Umfeld fallen gelassen.

Mit 40 Jahren war ich ein ehemaliger großer Zampano, der im Haus seiner Eltern wohnte. Ich fuhr mit einem schrottreifen Auto herum, das mir jemand überlassen hatte, und besuchte die Orte meines verlorenen Ruhms. Erstickt in Verzweiflung, konnte ich nicht länger leugnen, dass ich ganz unten war. Dann, an einem Sonntagmorgen im November 1982, hatte ich ein spirituelles Erweckungserlebnis: Ich blätterte die *L.A. Times* durch und stieß auf einen Artikel über eine

Selbsthilfeorganisation, die gerade gegründet worden war. Sofort rief ich die angegebene Nummer an und erzählte dem Mitarbeiter am Telefon, was für ein toller Hecht ich sei. Er legte einfach auf. Daraufhin fuhr ich zu der in dem Artikel angeführten Adresse, wo gerade eine Versammlung stattfand. Ich hörte hin, und ich konnte mich mit diesen Menschen identifizieren. Es war tröstlich und freundlich da, und es war lustig. Zum ersten Mal seit sehr langer Zeit hörte ich Lachen. Ich war aber so voller Angst und Scham, dass ich erst mal mit niemandem redete. Aber ich kam wieder. So verging ein Monat. Und als ich wieder einmal frühzeitig aus dem Raum schleichen wollte, stellte sich einer, der mich von früher kannte, an die Tür und packte mich an den Schultern. Er ließ mich nicht los, bis ich ihm in die Augen sah. Er sagte: „Alles wird gut. Wenn Sie aufhören wollen – wir haben ein Programm, das funktioniert."

Seit Januar 1983 bin ich clean und trocken. Ich bin ein neuer Mensch. Meine Ängste sind größtenteils weg. Ich glaube, ich bin endlich der Mensch, der ich sein soll. Ich habe zwei schöne Kinder, die mich noch nie unter Drogen erlebt haben. Ich bin so glücklich, in einer Hafenstadt gleich am Meer wohnen zu können. All das Gute, was einem in der Rehabilitation versprochen wird, ist mir widerfahren.

## 6. Schamgefühle

Ein Priester vergewaltigte mich im Beichtstuhl, als ich acht Jahre alt war. Meine Eltern waren auch da, in der Kirche, aber sie merkten nichts von dem Interesse des Priesters an meinem hübschen kleinen Rock. Ich konnte nicht reden, wollte bloß weg, aber sie standen noch ewig herum und unterhielten sich mit anderen Leuten. Ich setzte mich ins Auto und wartete. Ich war sehr lange allein. Dann fuhren wir nach Hause.

Ich erinnere mich, dass mein Vater bei uns zu Hause Nacktpartys veranstaltete. Ich durfte Bierschaum trinken, seit ich drei war. Wir gaben ihn auch den Katzen und amüsierten uns, wenn sie herumtorkelten. Als kleinem Kind sind mir auch irgendwelche Inzestsachen passiert. Ich habe Erinnerungsfetzen daran, dass mein Vater an mir rummachte. Er war Psychiater und sagte mir, er würde mich therapieren. Ich weiß noch, dass ich mich durch das Zählen von Wänden, Fenstern oder Ziegeln und das Multiplizieren der Zahlen abzulenken versuchte.

Ich hatte überhaupt keine Lust, immer auf meinen Bruder aufpassen zu müssen, der damals noch ein Baby war. Das war ein Albtraum: Er biss in Trinkgläser, bis sie zerbrachen, und blutete dann überall. Ich wusste nie, was ich dagegen machen sollte, und dann hagelte es auch noch Vorwürfe. Ich war überhaupt immer an allem schuld.

Mein Vater war 25 Jahre älter als meine Mutter. Er starb, als ich zehn war. Meine Mutter war damals betrunken und ist es noch heute. Ihr war immer alles egal. Sie hatte eine gute Stellung als Musiklehrerin, kümmerte sich aber wenig um uns. Wir hatten oft keine saubere Kleidung, und wenn ich dann in die Schule Kleider meiner Mutter anzog, schrie sie mich an. Mein Vater hatte einen riesigen Vorrat an Pillen hinterlassen, und mein Bruder und ich schluckten sie nach und nach alle. Mein Bruder war als Achtjähriger bereits Drogendealer. Ich erinnere mich an die große Apothekerwaage, mit der wir das Haschisch abwogen, das er verkaufte. Ich bekam einen Job als Reinigungskraft in der Bar um die Ecke. Sie bezahlten mich gut, weil ich nie jemandem etwas davon erzählte, dass überall in der Küche und in der Bar Kokain herumlag.

Ich wechselte ziemlich oft die Schule, weil ich mich immer mit den Musik- und Religionslehrern stritt. Ich wurde überhaupt sehr schnell wütend. Manchmal benahm ich mich wie eine Verrückte. Mit meinem Bruder gab es viele heftige Kämpfe. Ich hatte niemanden sonst, den ich verletzen konnte, also verletzte ich ihn. Das letzte Mal verprügelte er mich, als ich im achten Monat schwanger war.

Mit 19 reiste ich mit einer Freundin nach Indien. In der ersten Nacht in Bombay rauchten wir etwas Heroin, und das war toll. Ich begriff nicht, dass ich abhängig wurde, und wusste nicht, wie man eine Schwangerschaft verhütete. Ich hielt immer alles geheim, nahm viel Kokain und hatte sieben Abtreibungen. Als ich mit meiner Tochter schwanger wurde, war alles anders. Ihr Vater war meine große Liebe, auch wenn er gleichzeitig seine Freundin schwängerte, mit der er in einem anderen Land zusammenlebte. Sie erfuhr nie etwas von unserer Tochter. Mit dem Kokain aufzuhören, war schwieriger, als ich gedacht hatte, aber ich wusste, dass es sein musste.

Mein Baby wurde in einer sehr kalten Nacht vor Weihnachten geboren. Ich war alleine im Krankenhaus. Meine Mutter und mein Bruder waren gegangen. Am nächsten Tag kam meine beste Freundin, und wir rauchten eine Zigarette. Ein Baby zu haben, veränderte alles. Ich versuchte, die beste Mutter der Welt zu sein. Meine Freundin wusste gut über Babypflege Bescheid, und ich machte alles genauso, wie sie es mir sagte. Ich bin so froh, dass ich das alles durchgestanden habe. Es war hart ohne Job und ohne Mann, aber immerhin bezog ich ein Jahr lang Fürsorgeleistungen. Dann ging ich wieder auf die Schule und bekam am Ende sogar eine feste Arbeitsstelle.

Ich nahm an einem Rehabilitationsprogramm teil und bin seit dem 1. November 2001 clean. In den vielen Jahren der Therapie wurde mir klar, dass ich als Kind unter Depressionen gelitten habe, wahrscheinlich als Folge der Vernachlässigung und des Missbrauchs. Ich war immer ziemlich verwirrt, vor allem auch deshalb, weil mir nicht mal meine Mutter glaubte. Sie sagte, ich würde mir alles nur einbilden. Meine Erinnerungen sind etwas vage und verschwommen. Auf jeden Fall war alles immer unglaublich beschämend für mich. Mir wäre es natürlich lieber, eine schöne Kindheit gehabt zu haben, aber heute führe ich ein gutes Leben. Ich bin sehr glücklich über meine Tochter, die jetzt im Teenageralter ist, und darüber, dass ich sie lieben und beschützen konnte. Sie ist das Beste, was mir je passiert ist. Sie kam wie ein Engel in mein Leben. Ich muss nie wieder in mein altes Leben zurück.

## 7. … desto mehr liebe ich meine Katzen

Wir wohnten viele Jahre lang im selben Haus in Speedway, Indiana. Es spukte da, oder vielleicht war ich es, oder es war die Leere. Meine Eltern waren wegen der Rennstrecke hingezogen. Da arbeitete mein Vater, und da starb er auch. Es war bei einem Autorennen auf dieser Strecke, als meine Mutter mit mir schwanger war. Ich glaube, ich schmorte in ihrer Trauer und war blau, als ich auf die Welt kam.

Meine Kindheit verlief einigermaßen normal, wenn man die Umstände bedenkt, aber prallvoll mit Leere und Ohnmacht. Surreal alles, wie ein Bild von Dalí. Zeit hatte Gewicht. Liebe war schon da, bloß verlassen konnte ich mich nicht unbedingt darauf. Schwer zu sagen. Sie war nicht richtig fassbar. Also ging ich immer wieder die Straße runter in die Kirche. Sie war für mich wie eine Telefonzelle mit Verbindung zu meinem Vater. Meine Mutter war in der Arbeit. Zu Hause waren der Fernseher und Fertiggerichte. Erst hatte ich noch meine Schwester. Sie war meine beste Freundin. Aber dann kam sie in die Pubertät und ging weg.

Mit 18 packte ich den Werkzeugkasten, den Hund und mein Pflänzchen in mein Chevy-Mobil und machte mich auf nach Kalifornien. Nach ein paar Jahren meldete ich mich freiwillig zum Militär, und ich sehe mich auch heute noch als Soldat. Ich leistete Dienst in Texas, Hawaii, Korea und lange auch in Thailand und Malaysia. An meinem 25. Geburtstag geriet ich in einer Bar in eine brutale Schlägerei und lag danach zehn Tage im Koma. Nach dem Aufwachen hatte ich meine

Sprache verloren und musste sie langsam und mühsam wieder lernen. Aus dieser Zeit ist mir eine Leseschwäche geblieben. Ich hatte gerade geheiratet, was sich als keine so gute Idee erwies.

Ich erhielt dann ein Stipendium und beendete die Kunstakademie in San Francisco mit einem Diplom in Malerei. Ich denke gerne an meine College-Zeit zurück, vielleicht, weil ich damals ein Ziel hatte. Ich habe mich immer als Maler gesehen, obwohl ich eigentlich mehr zeichnete als malte. Mein Kopftrauma rief jähe Wutanfälle hervor. Ich führte ein gefährliches Leben mit Motorrädern und Pistolen und spielte auch russisches Roulette. In Bars ging ich aber nicht mehr. Ich trank nur noch allein, auch um einschlafen zu können.

Ich versuchte, meiner Einsamkeit zu entfliehen, und so umgab ich mich mit Frauen. Aber die waren nicht so gut für mich, auch wenn das besser war als das Alleinsein. Ich hatte einige engere Beziehungen, die jedoch nicht gut gingen. Keine von ihnen. Ich hatte kein Vertrauen, war besitzergreifend und eifersüchtig und litt an diversen Zwangsneurosen. Gewalttätig war ich aber nie zu Frauen.

Meine erste Ehefrau war eine verrückte und besessene Christin. Die zweite starb an einer Überdosis Heroin, während ich mich gerade in einer Entzugsklinik aufhielt. Die dritte war HIV-positiv. Wir wurden immer mal zusammen verhaftet. Ich weiß noch, wie wir in Virginia in Handschellen unsere letzte Zigarette zusammen rauchten. Wir wurden von einem indianischen Schamanen in Boulder, Colorado, getraut und später auch wieder geschieden. Ich war darauf bedacht, kein Kind zu zeugen. Ich wollte einfach nicht so ein abwesender Vater sein wie mein eigener Vater. Das wollte ich niemandem zumuten.

Manchmal überkommen mich überwältigende Gefühle. Mein Leben spielt sich in meinem Kopf ab. Depressionen sind ein großer Teil davon – ein spiritueller, emotionaler und körperlicher Schmerz, der mich gefangen hält. Ein selbstsüchtiges Ego ist schlecht – man kann darin versinken. Das will ich nicht. Mit Geld und Kunden will ich auch nichts zu tun haben. Eigentlich bin ich schüchtern. Ich schaue lieber von außen zu.

Seit dem 14. April 2003 ist dauerhafte Abstinenz der letzte Ausweg für mich. Ich war fix und fertig. Alles in meinem Kopf kollabierte. Ich fühlte mich todkrank. Auch wenn ich manchmal unter der Last meiner selbst innerlich zusammenbreche, geht es mir inzwischen meistens o.k., und ich weiß jetzt, was Gelassenheit heißt. Ich bin nicht oft unter Menschen, gehe aber regelmäßig zu den Zwölf-Schritte-Treffen und habe die zwölf Schritte durchgearbeitet. Ich habe ein paar wenige Freunde und meine vier Katzen. Die Katzen sind mir am wichtigsten. Ich nehme mir Zeit für sie, sie sollen sich geliebt und umsorgt fühlen. Sie sind für mich der beste Beweis, dass es einen liebenden und sorgenden Gott gibt.

# 8. Blumenkind

Ich wusste nie, wer ich war. Mein ganzes Leben lang war ich total verwirrt. Ich wusste nicht mal, welche Schuhe oder Filme mir gefielen. Ich war einfach ahnungslos. Vielleicht, weil meine Gefühle unterdrückt werden mussten. Ich glaube, ich lernte das im Alter von vier Jahren, als meine Mutter meine älteste Schwester verprügelte. Die Angst vor den Fingernägeln meiner Mutter behielt sie ihr ganzes Leben lang. Die Treppe hinuntergeworfen wurde sie allerdings von meinem Vater (ein Mal). Meine Mutter war wahnsinnig und mein Vater schwach. Es ging heftig zu bei uns. Meine Mutter schloss immer die Fenster, damit die Nachbarn die Schreie nicht hören sollten. Meine Schwester öffnete sie wieder, weil sie wollte, dass alle mitkriegten, was bei uns los war. Das machte meine Mutter immer noch wütender. So war das damals. Ich war komplett verstört von alledem, denn ich liebte sie ja alle, und offensichtlich blendete ich diese Sachen aus. Ich erinnere mich an nichts. Ich bin froh, dass ich meiner Schwester wenigstens an ihrem Totenbett sagen konnte, dass nichts ihre Schuld war – sie war immer das Opfer gewesen. Sie war doch ein kleines Kind. Sie hatte all die Jahre so sehr darauf gewartet. Es war ihr wichtig, dass ich das auch wusste.

Jetzt im Moment fühle ich mich ausgeglichen. Das war aber nicht immer so. Wegen meiner Krankheit geriet ich völlig aus dem Gleichgewicht. Das war einfach zu schlimm. Ich benutzte die spirituellen Fertigkeiten meiner Genesung, und so stand ich es durch. Aber die

Verlustängste und die Trauer, die meine Krebsdiagnose und -behandlung auslösten, konnte ich nicht verarbeiten. Ich nahm sie einfach nicht wahr. Meine Gefühle waren mir nicht zugänglich, und deshalb hatte ich auch kein Mitgefühl mit den anderen. Ich glaube, ich habe in letzter Zeit Menschen verletzt, ohne mir dessen bewusst zu sein.

Ich möchte aber lieber über die Drogen sprechen, weniger über die Probleme. Als Kind hatte ich öfter Halsweh und bekam von meiner Mutter Hustensaft, auf den ich angeblich schon damals ganz gierig war. Während meiner Highschool-Zeit lebte ich einigermaßen alkohol- und drogenfrei. Aber dann kamen die 60er- und 70er-Jahre, und ich wurde ein Hippie. Ich ging zu Love-ins, lebte in einer Kommune und nahm LSD, PCP, MDA, Peyote und Haschisch. Meiner Mutter klaute ich ihre Tabletten. Ich bin froh, dass ich all diese Erfahrungen gemacht habe, und sie erweiterten mein Bewusstsein. Aber ich trank auch viel, und mit 26 begann ich, Heroin zu schnupfen. Alles hielt sich mehr oder weniger in Grenzen, bis ich anfing zu fixen. In den Jahren von 30 bis 38 war das meine Hauptbeschäftigung – drei Mal am Tag. Die Wintermonate verbrachte ich mit meinem Exfreund in Südamerika, um mit Hustensaft und Pillen Entzug zu machen.

1988 hatte ich es satt, immer nur krank und müde zu sein. Ich machte mich auf nach Provincetown und hörte knallhart auf. Ich hielt eine Woche lang durch. Danach trank ich acht Monate lang Unmengen Alkohol. In dieser Zeit wurde ich das erste und einzige Mal in meinem Leben schwanger und ließ abtreiben. Das Trinken zwang mich in die Knie. Man sagt, dass die

Suchtkrankheit gerissen, rätselhaft und mächtig ist. Das kann ich nur bestätigen.

Ich weiß, dass ich meine Heilung einer göttlichen Gnade verdanke, aber ich habe schon auch meinen Teil dazu beigetragen – durch die Arbeit an meinem Zwölf-Schritte-Programm und in der Psychotherapie. Ich setzte mich total mit meinem Innenleben auseinander. Heute akzeptiere ich den Einfluss einer höheren Macht in meinem Alltag und sehe diese spirituelle Verbindung als Mittelpunkt meines Lebens. Wenn ich sicher wüsste, dass ich es durchhalten würde, nur ein paar Mal pro Jahr high zu sein … wenn das ginge … wäre ich sofort dabei, aber ich weiß genau, dass es nicht dabei bleiben würde. Wenn ich wieder mit Drogen anfange, wird das auch wieder zwanghaft, und dann kann ich doch nicht mehr aufhören. Ich habe ein gutes Leben und bin so froh. Das will ich nicht mehr hergeben.

## 9. Der naive Rausschmeißer

Meine Großeltern hatten den Holocaust überlebt und waren nach Israel gezogen, wo sie meinen Vater adoptierten. Meine Mutter, eine Amerikanerin, war mit 21 Jahren als Krankenschwester nach Israel gekommen, um nach dem Krieg zu helfen. Sie zogen zusammen in einen Kibbuz in einer kleinen Stadt. Als ich geboren wurde, hassten sie sich schon. Sie ließen sich scheiden, bevor ich überhaupt lernen konnte, worum es im Leben geht. Als meine Mutter wieder in die USA zurückging, blieben wir bei meinem Vater im Kibbuz. Aber eines Nachts war sie wieder da und entführte mich und meine Brüder in einer Nacht-und-Nebel-Aktion. Sie hatte gefälschte Pässe dabei und schmuggelte uns nach New York. Mein Vater gewann neun Monate später den Sorgerechtsprozess und nahm uns wieder mit nach Israel. Ich haderte mit Gott. Wenn es einen liebenden Gott gab, warum musste ich so leiden? Alkohol war mein Freund von Anfang an, seit dem Alter von 13 Jahren.

Nachdem ich nach beendetem Militärdienst mit 20 aus der Armee entlassen worden war, machte ich mich auf nach Thailand, um Whisky zu trinken und Hasch zu rauchen. Ich genoss meinen fünfmonatigen Urlaub sehr, wollte dann aber meinen Traum verwirklichen, Schauspieler zu werden und zog nach Kalifornien zu meiner Mutter. Ich nahm einen Job als Barkeeper in einer Schwulenbar an und hatte in meiner Naivität keine Ahnung, was da vor sich ging. Ich hatte dort die Funktion des Rausschmeißers, was mir richtig Spaß machte. Irgendwann zog ich dann in ein eigenes Apartment in Venice Beach. Die ersten sechs Monate waren die besten meines Lebens. Ich soff und kiffte wie ein Weltmeister. Ich trug bunte Klamotten, lila Sonnenbrillen, orange Schlaghosen und passende Bandanas. Ich frönte dem Lebensstil der *Swinging Sixties.* Es war 1993.

Durch das Kokain wurde alles anders: Innerhalb von ein paar Monaten hatte ich eine Räumungsklage am Hals. Eines Morgens kam dann die Polizei. Ich hatte die ganze Nacht auf sie gewartet und mein Bündel bereits geschnürt. Mein erster Anlaufpunkt war die einen Häuserblock entfernte Wohnung meines Dealers. Dann kam die Zeit der Obdachlosigkeit. Ich schlief hinter Büschen und unter den Ständen der Strandwache. Ich war einsam und geriet in viele bizarre und widerliche Situationen. Es ging bergab. Ich versuchte, meine Sucht unter Kontrolle zu halten, aber das war einfach nicht zu machen. Eines Nachts hatte ich dann einen Motorradunfall. Genau zur selben Uhrzeit starb meine Großmutter in Israel. Niemand hatte mir so nahe gestanden wie sie. Nur sie hatte mich bedingungslos geliebt. Anlässlich dieses seltsamen Zufalls versuchte ich, meine Beziehung zu Gott wieder aufzunehmen, aber mein Drogenproblem bestand weiter.

Eines Nachts rastete ich völlig aus. Ich wurde wegen sechsfacher schwerer Körperverletzung verhaftet, weil ich mit einem Baseballschläger um mich geschlagen und sechs Personen, darunter zwei Polizisten, übel zugerichtet hatte (nicht alle mit dem Baseballschläger). Eigentlich wollte ich nur Spaß haben und hatte nicht vor, irgendjemanden zu verletzen. Sie hätten mich einfach in Ruhe lassen sollen. Ich an ihrer Stelle hätte das getan, aber stattdessen drückten sie mich auf den Boden. Das Marihuana war wahrscheinlich mit PCP verstärkt, sonst hätte ich beim Kampf nicht diese fast übermenschlichen Kräfte an den Tag gelegt. Glücklicherweise halluzinierte ich einen friedvollen und lächelnden Jesus, als einer der Polizisten auf meinem Kopf saß, und ließ von der Absicht ab, mir seine Pistole zu schnappen und den Kampf zu gewinnen. Ich wurde dann von meinen Gegnern heftig verprügelt und musste für sechs Monate ins Gefängnis.

In meinem Kopf tönten viele Stimmen herum. Nach meiner Entlassung wollte ich trocken bleiben, aber das schaffte ich nicht. Zum Glück hörte ich dann davon, dass man mit dem Zwölf-Schritte-Programm inneren Frieden finden kann. Als meine Freundin 1995 in eine Entzugsklinik eingewiesen wurde, fuhr ich mit dem Greyhound-Bus zurück nach Los Angeles und nahm täglich an den Treffen teil. Ich fand eine Vertrauensperson, arbeitete die Schritte durch und wurde nach ein paar Monaten selbst Vertrauensmann. Das Sich-Fernhalten vom Alkohol oder von Drogen ist nur ein Teil des Ganzen. Meine eigentliche Genesung besteht darin, dass ich ein funktionierender Teil der Gesellschaft sein kann und mich mit mir selbst wohlfühle – dass ich geistig gesund bin. Es geht darum, das Verurteilen sein zu lassen, das verstehe ich jetzt – mein Leben ist gut so. Alles, was passiert ist, war für meine spirituelle Entwicklung notwendig. Ich fühle eine Verbindung mit meinem Höheren Selbst, und ich möchte lernen, Erfahrungen machen, ein spirituelles Wesen sein und mich nützlich machen. Das ist der Sinn des Lebens für mich. Alles andere ist nur Dekoration.

## 10. Die Ausbrecherkönigin

Ich wuchs als Einzelkind bei liebenden Eltern auf. Als mein Bruder geboren wurde, war ich bereits zehn. Ich verbrachte viel Zeit allein. Meine Mutter arbeitete, und mein Vater war Alkoholiker, der morgens Schnaps aus der Kaffeetasse trank. Ich lernte, dass Gefühle etwas Beunruhigendes waren und leicht zum Ausflippen und Explodieren führen konnten. Als Kind dachte ich, Frauentränen seien schwarz, weil das bei den geschminkten Augen meiner weinenden Mutter immer so aussah.

Meine Tage vergingen in einer Traumwelt mit Puppen und eingebildeten Freunden, und ich malte viel. Ich fühlte mich nicht wohl in dieser Welt und floh in meine Fantasiewelt. Für mich war das Leben chaotisch, verwirrend und beängstigend. Ich wollte einfach nur geliebt werden und fühlte mich stattdessen verlassen und vergessen. Verstehen Sie mich nicht falsch – es gab schon Liebe bei uns zu Hause, aber sie war in Alkohol mariniert. Ich kannte gar nichts anderes. So konnten meine Tagträumereien jäh unterbrochen werden, wenn meine Großmutter betrunken von der Küchentheke fiel und im Suff Lieder von Patsy Cline sang, vermischt mit Schimpftiraden gegen mich. Oder wenn mein zugekiffter Onkel mal wieder Diebesgut anschleppte.

Also suchte ich immer nach Fluchtwegen, und dabei blieb es auch, als ich älter wurde. Irgendwann entdeckte ich selber Drogen und Alkohol. Anders kannte ich die Welt gar nicht.

Ich erinnere mich an Momente voller Selbsthass. Ich litt darunter, nirgendwo hinzugehören. Mit 13 hatte ich bereits eine Essstörung entwickelt und begonnen, diverse Suchtmittel auszuprobieren. Ich konnte nur noch an Essen denken, und bald war ich süchtig nach Diätpillen und Zigaretten. Den College-Abschluss schaffte ich nur mit Müh und Not. Meine Freunde zogen alle weg. Der Wunsch meiner Kinderzeit wurde wahr – ich lebte in meiner eigenen Welt. Ich erinnere mich, dass ich mich selbst stolz als „Ausbrecherkönigin" bezeichnete, weil ich ständig aus der Realität ausbrach. In den ersten Jahren zog ich andauernd um und fing dann immer wieder irgendwo von vorne an, woraufhin ich dann doch wieder auf mich selbst zurückgeworfen wurde. Es kam der Tag, an dem ich aufgab. Ab da ließ ich mich von meiner Krankheit total beherrschen. Ich wusste, dass ich mehr trank als andere Leute, und vollends klar wurde mir das, wenn ich eine Bar besuchte. Es blieb dann nie bei einem Drink, und ich erniedrigte mich andauernd selbst. Ich hasste mich dafür, und deshalb fing ich an, allein zu Hause zu trinken. Ich hasste die ganze Welt und mied die Gesellschaft anderer Menschen. In den zwei Jahren, bevor ich endlich clean und nüchtern wurde, bestand mein Leben darin, tagsüber zu arbeiten und mich dann abends bewusstlos zu saufen. Ich hatte nur noch Kontakt zu meinen Arbeitskollegen, sonst zu niemandem.

In das Rehabilitationsprogramm geriet ich eher zufällig. Mein Vater hörte mit dem Trinken auf, als ich zehn war, und seine damalige Entziehungskur brachte das absolut positive Ergebnis, dass mir mein Papa zurückgegeben wurde. Nach einer besonders schlimmen Nacht, noch völlig verkatert, erinnerte ich mich daran und ging zu einem Zwölf-Schritte-Treffen. Im Rückblick erscheint es mir, dass mich eine Höhere Macht dorthin gelenkt hat. Abstinent zu werden, war vorher nie ein bewusster Gedanke in mir gewesen. Ich hatte komplett vergessen, dass es noch andere Möglichkeiten gab auf der Welt. Bei diesen Treffen kam ich in Kontakt mit Menschen, die mich mochten und die Dinge aussprachen, die ich dachte. Zum ersten Mal hatte ich das Gefühl, dazuzugehören. Das war neu für mich. Meine demütigenden Geschichten brachten meine neuen Freunde zum Lachen – weil sie ganz Ähnliches erlebt (oder durchlitten) hatten. Ich fand eine Vertrauensfrau und unternahm die Genesungsschritte. Indem ich ihren Ratschlägen folgte, blieb ich nüchtern. Ich gehe heute jeden Tag zu den Treffen und achte darauf, dass ich auf dem richtigen Weg bleibe. Ich lebe in der Gegenwart, das heißt, ich *erlaube* mir, den Augenblick bewusst zu erleben. Ich sehe jetzt, dass die Art und Weise, wie ich versuchte, mit meinen Problemen fertigzuwerden, mich in eine düstere Welt trug, in der ich nicht bleiben wollte. Deshalb habe ich mich für die Enthaltsamkeit entschieden. Ich will heute ein besseres Leben führen als früher.

# 11. Wir sind die Opfer

Ich fühlte mich nirgends wohl, und deshalb lief ich immer wieder weg. Eines Morgens verließ ich das Haus und spazierte den ganzen Tag ziellos durch die Stadt. Abends erbettelte ich mir irgendwie eine Mahlzeit. Etwa gegen Mitternacht lief ich den Pico Boulevard entlang, nahe an den Fox Studios in Los Angeles. Ich war richtig müde und dachte mir, ich schlafe in einer dieser Sandkuhlen auf dem Golfplatz und fange mir morgens zum Frühstück ein Kaninchen. Da war ich fünf Jahre alt. Irgendwann entdeckte mich ein Freund der Familie und fuhr mich nach Hause. Unser Haus war hell erleuchtet, und überall standen Polizisten und andere Leute und Frauen mit Lockenwicklern herum. Ich war völlig perplex. Als mich meine Mutter sah, stieß sie einen Schrei aus. Meine Schwester gab mir eine Ohrfeige (sie hat mich schon immer gehasst). Ich konnte gar nicht glauben, dass überhaupt jemand mein Fehlen bemerkt hatte. Es war mir gar nicht eingefallen, dass sich mein Verhalten auf irgendwen auswirken könnte. Vielleicht ist das auch das Problem. Seitdem ich abstinent lebe, ist es zwar besser geworden, aber ich habe immer noch die Angst, dass ich als Schwindler entlarvt und öffentlich bloßgestellt werde. Ich fühle mich, als lebte ich unter Feinden.

Mein Vater hatte nie einen Sohn gewollt. Er wollte keine Konkurrenz im Haus. Als ich zehn war, machte er eine Entziehungskur, blieb aber auch danach bei seinen fürchterlichen Wutausbrüchen. Ich hatte immer Angst vor ihm. Überhaupt hielt ich eher Abstand zu meiner Familie. Ich war der Außenseiter. Wir sprachen nur über sichere und oberflächliche Themen wie Baseball, Holzarbeiten, Angeln, Schiffe oder Flugzeuge. Es war inakzeptabel, etwas Ernsthafteres zu erwähnen. Gefühle waren tabu.

Mein Vater hat in volltrunkenem Zustand mehrmals versucht, mich umzubringen. Ich hatte das total verdrängt, aber es kam wieder hoch, als ich später an einem Treffen für erwachsene Kinder von Alkoholikern teilnahm. Ich war ein ganz kleiner Junge und lag auf dem Boden, eingerollt wie eine Schnecke. Mein Vater wütete: „Stirb, du kleiner Bastard!" Als diese Erinnerungen in mir hochstiegen, wurde meine Schutzhülle weggerissen, und es kamen ekelhafte, hässliche Dinge ans Licht. Ich heulte und schrie. Der Schwall dieser Erlebnisse machte mich unglaublich wütend. Da wurde mir klar, dass ich Heilung brauchte. Ich wollte einfach nicht mein ganzes Leben lang gefangen bleiben und meinem Vater die Schuld an allem geben. Aber da war auch noch ein innerer Zwiespalt: Einerseits wollte ich Heilung, andererseits aber auch wieder nicht. Die Wucht des Schmerzes war furchterregend. So lange Zeit war ich immer nur das Opfer gewesen. Ich erinnere mich daran, wie ich bewusst die Entscheidung fällte, kein Opfer mehr zu sein und meine Wut loszulassen, indem ich betete: „Lieber Gott, lass mich ihn durch deine Augen sehen."

Dann passierte etwas, das eine wichtige Lektion für mich wurde. Meine Eltern riefen an (ich rief sie nie an), und ich fuhr dann hin, um sie zu besuchen. Wir sahen uns eine Sportübertragung im Fernsehen an. Zuerst fühlte ich mich ganz wohl, bis mein Vater irgendwann eine abschätzige Bemerkung über mich machte. Daraufhin drehte ich mich zu ihm und sagte leise: „Hey, Papa, mir wäre es lieber, du würdest das sein lassen." Er verstand nicht: „Wie meinst du das?" Ich erklärte ihm also, dass er mich gerade vor meiner Mutter herabgesetzt hatte. Er bekam einen Wutanfall und wurde fast blau im Gesicht, so sehr brüllte er. Ich stand auf und ging hinaus, aber er konnte gar nicht aufhören. Ich begriff, dass er Angst hatte und sich der Situation nicht gewachsen fühlte, so wie ich auch, und dass seine Wut ein reiner Schutzmechanismus war. Dieses Verständnis befreite mich, und ich nahm es nicht mehr persönlich, weil ich die Wahrheit kannte. Er verhielt sich so, um sich zu schützen. Als ich schließlich wieder hineinging, tätschelte er mir die Schulter und meinte: „Weißt du, mein Vater hat das auch immer so gemacht." Wir heulten beide wie kleine Kinder, bis er schließlich sagte: „Jetzt hör aber auf, du bringst mich ja dazu, mich wie ein Weib aufzuführen." Wir konnten dann miteinander reden, weil wir keine Angst mehr voreinander hatten.

Seit dem 25. September 1961, meinem 26. Geburtstag, bin ich nüchtern. Mein Vater ist schon lange tot, und ich frage mich, wie ich mit Menschen umgehen soll, die sich mit ihrem Opferdasein identifizieren. Die Opferrolle bringt rein gar nichts – sie raubt einem nur die Kraft und die Freude. Ich unterstütze niemanden dabei (auch mich selbst nicht), in dieser Rolle zu bleiben. Ich höre mir das Drama des betreffenden Menschen an, und statt ihn zu trösten, frage ich: „Sind Sie bereit, Heilung zuzulassen?" Manchmal verteidigen die Leute ihren Schmerz.

## 12. Ein Glamourgirl wird vergewaltigt

Als ich klein war, zogen wir oft um. Überall war ich „die Neue“. Wir zogen nicht nur von einer Stadt in die andere, sondern wechselten die Länder – Ägypten, Jemen, Saudi-Arabien, VAE (Vereinigte Arabische Emirate), Griechenland, Spanien, Malaysia, Thailand. Mit 19 zog ich dann alleine von Bangkok zurück nach Los Angeles und besuchte dort die USC, eine sehr angesehene Universität. Ich war in einem Umfeld aufgewachsen, wo man auf Privatschulen ging, Hausangestellte und Chauffeure hatte und Ferien auf Bali, in Tokio, Mikronesien oder Myanmar machte. In L.A. kannte ich erst mal niemanden, und genau das gefiel mir.

Ich wollte schön, begehrenswert und distanziert sein, in einem Palast aus Eis oder auf einer Jacht in Südfrankreich leben, Champagner schlürfen und Kokain schnupfen und mir von einem Bewunderer versichern lassen, wie toll ich aussähe. (Ehrlich gesagt habe ich aber, glaube ich, noch nie jemanden richtig geliebt). Meine Eltern versuchten, mich davon zu überzeugen, dass das keine gute Idee sei und dass einen ein solches Leben nicht glücklich mache. Aber nachdem ich schließlich zu Hause ausgezogen war, wollte ich doch so ein Leben.

Mein Vater kam zum Elternwochenende der Erstsemester nach Los Angeles. Dabei stellte er mich einem Bekannten vor, der in Beverly Hills ein sehr angesagtes Restaurant besaß. Dieser gab mir nach dem Abendessen seine Karte und sagte mir, dass ich ihn anrufen könnte, wenn ich etwas brauchte. Mein Vater war dagegen und warnte mich. Genau deshalb rief ich den Mann sofort an und wurde eingeladen, jederzeit kostenfrei in seinem Restaurant zu essen, gerne auch in Begleitung von Freundinnen. Das ließ ich mir nicht zweimal sagen. Er hatte eine große Limousine, mit der wir öfter in alle möglichen Clubs fuhren. Es war immer ein Haufen Leute dabei, sein „kleines Gefolge" sozusagen. Nie mussten wir irgendwo Schlange stehen oder falsche Ausweise vorzeigen. Kokain und jede Menge erstklassige Drinks gab es gratis. Er steckte mir sogar immer wieder Geld zu, und ich dachte, er täte das, weil ich so amüsant und hübsch war. Eines Nachts fuhren wir nach Beendigung der üblichen Club-Runde noch in sein Haus in Beverly Hills. Ich ging allein mit ihm in das obere Stockwerk, und wir schnupften im Bad noch Kokain, während unten die Party weiterging. Plötzlich umarmte er mich, und ich ließ mir das gefallen, ohne mir etwas dabei zu denken. Ich möchte keine Details erzählen, aber auf jeden Fall vergewaltigte er mich. Danach schnupfte ich noch ein bisschen mehr Kokain und ging wieder hinunter zu den anderen. Ich erzählte nie jemandem etwas von diesem Vorfall.

Nachdem er mich vergewaltigt hatte, schlief ich weiterhin mit ihm. Im nächsten halben Jahr hatten wir jedes Mal Sex, wenn wir uns trafen. Und dabei muss ich betonen, dass dieser Mensch doppelt so alt war wie ich und überhaupt nicht attraktiv. Ich schlief auch noch mit anderen älteren Männern und sogar mit seinem Bruder. Und der erschoss mich einmal fast. Ich tat Dinge, bei denen mir schlecht wird, wenn ich daran denke, aber ich kann trotzdem darüber reden oder schreiben, als ginge es um eine andere Person. Es ist, als wären diese Dinge jemand anderem passiert. Ich war irgendwie nicht wirklich dabei. Mein Körper war da, aber innerlich war ich ganz woanders – in meiner Fantasiewelt. Mir war alles egal.

Ich verachtete den Typen und fühlte mich wie eine Hure. Das heißt, irgendwie verachtete ich mich auch selbst. Niemand sollte über mich Bescheid wissen. Ich brach mein Studium ab und gab noch zweieinhalb Jahre lang vor, Studentin zu sein. Schließlich drehten mir meine Eltern den Geldhahn zu und zwangen mich, ein halbes Jahr in eine Rehabilitationsklinik zu gehen. Ich war dagegen und sah das überhaupt nicht ein. Man sagt mir immer noch, ich sei mir selbst gleichgültig und hätte keinen Zugang zur Wahrheit oder so ähnlich. Keine Ahnung. Ich fühle mich manchmal traurig, bin aber erst 24 Jahre alt und seit drei Monaten clean und nüchtern. Ich habe eine Vertrauensperson, gehe zu den Treffen und halte mich von Männern fern. Zusammen mit zwei anderen Frauen wohne ich in einem Loft in der Innenstadt von Los Angeles und arbeite viel. Ich versuche jetzt, Ratschläge zu befolgen und nicht immer gleich das zu tun, worauf ich Lust habe. Ich glaube, ich war ziemlich dumm, und ich schäme mich auch dafür. Aber trotzdem war mein altes Leben irgendwie glanzvoller.

# 13. Lebenskampf

Mein Zuhause war der unsicherste Platz auf der ganzen Welt. Das wurde mir aber erst später klar, als die tatsächlichen Misshandlungen vorbei waren. Mein Vater war als Marine im 2. Weltkrieg gewesen. Ich glaube, ein Teil von ihm ist in diesem Krieg geblieben, und dafür nahm er uns als Geiseln. Er trank sich bewusstlos und weinte dabei. Da war nichts zu machen. Ich höre sein Schreien immer noch jede Nacht. Ich konnte das nie mehr loswerden. Meine Mutter war genau die Richtige für ihn. Sie blieben bis zu ihrem Tod zusammen.

Ich bin mir sicher, dass ich genetisch vorbelastet bin, aber als ich acht war, trat ich in die Fußstapfen meiner fünf Jahre älteren Schwester. Da war sie schon voll dabei. Ich war immer unruhig und wankelmütig. Und ich wütete. Mit dem Trinken begann ich aber erst mit etwa elf. Danach ging ich schon bald zu Drogen über. Bereits mit 15 fing ich mit Fixen an. Trotzdem war ich sehr gut in der Schule. In Mathematik gehörte ich zur nationalen Spitzengruppe (ich erzielte 99 % der Punkte bei einem entsprechenden Test). Bis zur zehnten Klasse besuchte ich immer die Fortgeschrittenen-Kurse. Dann starb meine Schwester, und alles zerbrach. Furcht und Wut nahmen mir den Atem. Ich erinnere mich kaum an Einzelheiten, ging aber jedenfalls nicht zur Beerdigung. Heute verstehe ich, dass uns eine Traumabeziehung miteinander verband, die eine ganz besondere Intensität hatte. Deshalb war es so vernichtend für mich, sie zu verlieren. Ich war untröstlich.

Was dann folgte, war jahrelange Krankheit, auch Hepatitis C. Ich hatte kaum Widerstandskraft. Es ging einfach nicht mehr weiter so, und deshalb wurde ich im Alter von 24 clean, das heißt vor 25 Jahren. Sonst hätte ich die Karriere eines Berufskriminellen einschlagen müssen, und das war mir zu anstrengend. So entschloss ich mich, in den Schoß der Menschheit zurückzukehren und rief bei den Anonymen Alkoholikern an. Jemand holte mich ab und nahm mich mit zu einem Treffen. An diesem Tag hatte ich ein spirituelles Erlebnis: Ich sah den Himmel und die Sterne an und fühlte diese grenzenlose Erleichterung, als wäre mir ein Stein vom Herzen gefallen. Ganz gegen meine sonstige Art weinte ich sogar. Ich fühle mich heute als Bewohner des Universums, als Teil eines Ganzen, das viel größer ist als ich.

38 Jahre lang wusste ich nicht, was mit mir nicht stimmte. Ich war mir meiner Gefühle nicht bewusst, und so blieben sie auch für mich selber überraschend. Ich hatte sieben Jahre lang nicht geweint, als ich an einem Weihnachtstag zum Strand fuhr und zusammenbrach. Damit fing die Trauerarbeit über den Verlust meiner Schwester erst an. Heute unterziehe ich mich einer intensiven Therapie wegen meines posttraumatischen Stresssyndroms, das erst erkannt worden ist, nachdem mein Vater schon gestorben war. Ab da wurde es allmählich besser, und ich hatte meine Impulse und Reaktionen besser im Griff. Das verdanke ich der Psychotherapie. Ich denke, mein Vater hat den unvorstellbaren Kriegshorror auf mich projiziert. Er hat mich als Kind so sehr terrorisiert, dass ich auch später weiterhin ständig in Alarmbereitschaft blieb. Mein

ganzes Leben lang war ich eingesperrt hinter einer Wand aus Feindseligkeit. Ich wusste immer, dass mich der Tod meines Vaters befreien würde, und so war es dann auch: Sein Tod öffnete die Tür, und ich konnte hinausgehen – aber die negative Energie musste erst noch aufgelöst werden. Ich wollte mich befreien von all dem Horror – Beklemmung, Furcht und Zorn loswerden, das Trennende überwinden. Ich bin immer noch nicht ganz durch, aber wenigstens bin ich clean und arbeite weiterhin daran. Und so rückt die Liebe wieder in den Bereich des Möglichen und verbindet mich mit den Menschen. Ich setze lieber auf Zuversicht und Glauben, anstatt mich durch Angst und Wut vom Leben abzuschotten.

# VI

# Genesung

*Ein Neubeginn ist nicht einfach. Wir müssen unser Herz und unseren Verstand ganz konkret wandeln. Vielleicht schämen wir uns, aber Scham allein verändert das Herz nicht … Neubeginn heißt nicht, um Vergebung zu bitten. Neubeginn heißt, dass du dein Herz und deinen Geist transformierst, um dadurch die Unwissenheit, die zu falschen Handlungen deines Körpers, deiner Sprache und deines Verstandes geführt hat, umzuwandeln und dir zu helfen, deinen Geist der Liebe zu verfeinern. Deine Scham und deine Schuldgefühle werden verschwinden, und du beginnst, die Freude des Lebendigseins zu erfahren. Alle Missetaten beginnen im Kopf. Und über den Kopf können sie auch wieder verschwinden.*

Aus: *Die Lehre über die Liebe* von Thich Nhat Hanh

## Du, ich, meine Katzen und Stephen Hawking

*Es gab Tumult in meinem Herzen, eine innere Stimme, die sagte: Ich will, ich will, ich will! So ging das jeden Nachmittag, und wenn ich versuchte, die Stimme zu unterdrücken, wurde sie noch lauter. Sie sagte nur: Ich will, ich will!*

Saul Bellow

Als mein Sohn geboren wurde, vergötterte ich ihn und liebte ihn bedingungslos. So sind Mütter. Babys sind hilflos und brauchen diese Zuwendung, um am Leben zu bleiben. Wer frühkindliche Entbehrungen erleiden musste, der kann von Problemen erzählen, ohne aber unbedingt zu wissen, warum ihm das Leben so schwierig erscheint. Solche Menschen zweifeln viel an sich – sie sehen sich meistens nicht als liebenswert. Die Sehnsucht nach Aufmerksamkeit und Erleichterung bleibt. Sie kann später nicht mehr erfüllt werden, so wie erlittener Durst nicht nachträglich gestillt werden kann. Und so werden diese unbefriedigten Bedürfnisse im Gehirn verankert, sie schlagen sich in einem lebenslangen Leidensdruck nieder und – bei einer entsprechenden genetischen Prädisposition – dann auch als Suchtverhalten. Der Süchtige bleibt da stecken, wo der traumatische Mangel stattgefunden hat. Und so sucht er sein Leben lang nach bedingungsloser Liebe und Zuwendung, die doch für den Erwachsenen in dieser Weise nicht mehr zu bekommen sind. Zufriedenstellende Beziehungen bleiben unerreichbar.

Man betäubt sich mit Drogen und zieht sich möglichst von der Welt zurück, um die einem selbst peinlichen Bedürfnisse nicht zu zeigen, und man hofft, dass keiner etwas davon bemerkt. Die subjektiv empfundene „Wertlosigkeit" wird dadurch noch weiter verstärkt, dass der zwischenmenschliche Bereich verarmt, während erfreuliche Aktivitäten und Erfolgserlebnisse immer weniger und seltener werden. Stattdessen wird ein Lebensstil gepflegt, der bekanntlich zum Scheitern verurteilt ist. Scham und Schuldgefühle werden weiter intensiviert, auch wenn sie bravourös mit „Coolsein" überspielt werden.

Solange man süchtig ist, fühlt man sich letztendlich nutz- und hoffnungslos. Daraus erwächst das verzweifelte Bedürfnis, alles zu vergessen. Die Unfähigkeit zur Selbstliebe verwandelt sich nach und nach in Selbstverachtung und Selbsthass, der durch destruktive Verhaltensweisen zum Ausdruck gebracht wird. Der Suchtkranke steckt fest – gefangen in einem selbstzerstörerischen Teufelskreis.

Das Leben wird einsam und leer. Im Spätstadium seiner Sucht lebt kaum ein Alkoholiker mehr in einer guten Beziehung. Selbst wenn noch einige nahestehende Personen vorhanden sind – irgendwann klappt gar nichts mehr, und man kann sich über nichts mehr freuen. Bei Sucht geht es nicht um Spaß. Es geht darum, sich selbst und die Welt und alle Erfahrungen zu vergessen – oder noch besser: sie auszuradieren.

Ein erfolgreiches Leben zeichnet sich aber nicht dadurch aus, dass man bedingungslos geliebt wird, oder dass man selbst bedingungslos liebt (das ist die Illusion der Co-Abhängigen). Es besteht vielmehr darin, jeden Tag etwas Sinnvolles zu tun und seinen Verstand dafür einzusetzen, etwas zu schaffen, das das Leben lebenswert macht. Man muss kein Genie sein – wie Stephen Hawking –, um Widrigkeiten zu überwinden und seine Talente zu nutzen. So schwierig muss es gar nicht sein. Meine Katzen machen es vor: Sie leben im Moment und achten auf das, was gerade da ist. Sie fangen nie alle Mäuse, denen sie auflauern, und es ist ihnen egal, wie ich über ihr Treiben denke. Sie tun einfach, was Katzen eben tun.

## Die Versprechen

„Ich bin wütend auf ihn. Er ist so gemein zu mir. Das war ungerecht. Alles ist seine Schuld. Ich hasse ihn. Er soll endlich mal kapieren, dass er sich ändern muss." Jill glaubt, dass sich das Problem ihrer Kontrolle entzieht und außerhalb ihrer selbst liegt. Mit ihrem anhaltenden Ärger, den Schuldzuweisungen und Vorwürfen erschafft sie sich ein unangenehmes emotionales Klima. Um das etwas abzumildern, wird sie dann so weitermachen wie bisher: Alkohol, Drogen, Streiten, dann noch Sex oder vielleicht Überessen, was auch immer – Hauptsache, der Schmerz ist betäubt. Ablenkung muss her. Sobald sie sich aber eingesteht, dass das Problem bei ihr selbst liegt, kann sie sich aus der Zwickmühle befreien. Sie muss nie mehr so weitermachen, wenn sie nicht will.

Es gab Zeiten, da war das Trinken eine gute Sache. Das ist vorbei. Jills Leben liegt in Scherben. Sie hat es satt, immer dicht oder verkatert zu sein – ohne das schöne Leben von früher. Sie kann ihre Unfähigkeit selber nicht mehr aushalten. Sie würde schon gerne abstinent leben, aber ihr selbst erzeugtes Chaos, das Strandgut ihrer gescheiterten Existenz, ängstigt sie zu Tode. Sie quält sich mit Reuegefühlen und Selbstvorwürfen. Wo sind ihre Freunde? Sie liest: „Ein Alkoholiker ist wie ein Wirbelsturm, der durch das Leben anderer fegt." (Anonyme Alkoholiker)

Wenn sie doch nur ruhig und zuversichtlich sein könnte! Sie weiß nicht, wie sie sich stark und leistungsfähig fühlen kann. Sie trägt ihre vergangenen Verletzungen vor sich her wie Trophäen: „Schaut mich an, was sie mir angetan haben!" Solange sie auf Schuldzuweisungen beharrt, fühlt sie sich hilflos und verwundbar. Sie vermeidet es, die Dinge anzupacken, und so erscheint ihr die Welt bedrohlich. Sie erwartet immer irgendetwas von anderen Menschen und wird deshalb ständig enttäuscht. Ihr anhaltender Groll ist für ihre Seele wie Gift. Merkt sie, dass sie an einer Wahrnehmungsstörung leidet und ihr eigenes Opfer ist? Sie will sich auf keinen Fall die Meinungen anderer anhören. Das am allerwenigsten …

Wenn sie trocken werden möchte, muss sie einen Weg finden, sich in ihrer eigenen Haut wohlzufühlen. Sonst klappt es nicht. Sie könnte schon was dafür tun, dass ihre Alkoholkrankheit nicht zurückkehrt. Sie könnte sich auf eine Bewusstseinsveränderung einlassen, die Dinge auf eine neue Art betrachten und ihr Leben ändern. Sie könnte lernen, ihre Ängste durchzustehen und sich von ihrer Verzweiflung nicht einschüchtern zu lassen. Sie könnte sich zeigen lassen, wie sie sich selbst vergeben kann – dazu wäre nur ihre Bereitschaft erforderlich. Genau gesehen hat sie dabei eigentlich nichts zu verlieren.

Das Zwölf-Schritte-Programm der Anonymen Alkoholiker verspricht, dass man eine Chance bekommt, Gelassenheit zu begreifen und Frieden kennenzulernen, einen neuen Frieden und ein neues Glück. Hört sich gut an, wenn man gerade der Hölle entkommen ist. Mit dem Durcharbeiten der zwölf Schritte leitet man eine Metamorphose ein: Man wird ein ganz neuer Mensch, von einem rücksichtslosen Egoisten, einer einzigen Katastrophe für andere Menschen, zu jemandem, der ihnen auch mal guttut. Das klingt vielleicht nicht wahnsinnig eindrucksvoll, macht aber genau den Unterschied, auf den es ankommt. Die einzige Möglichkeit, diese Wandlung kennenzulernen, besteht darin, sie zu durchleben. Stellen Sie sich vor, wie dieser Prozess den Fluss der psychischen Energie umkehrt: Zuerst ist es wie bei einem Staubsauger, der alles in seine Leere hineinsaugt und am Ende voller Giftmüll ist. Dieser wird dann transformiert zu einem Scheinwerfer, der seine Umgebung in freundlichem Licht erstrahlen lässt. Und so kann man selber ein Leben im Licht führen. Das ist doch schön – auch für das eigene Wohlbefinden und Selbstbewusstsein.

Alkoholismus manifestiert sich in Rückzug und Auflösung, bis man am Abgrund steht und befürchtet, von der eigenen inneren Leere verschlungen zu werden. Abstinenz erfordert selbstlose konstruktive Handlungen auf täglicher Basis, um das alles wiedergutzumachen und sich wieder auf die Welt und ihre Bewohner einzulassen. Der Selbstzerstörungsdrang soll außer Kraft gesetzt werden, doch müssen lebensbejahende Mechanismen erst noch entwickelt werden. Es ist ein langwieriger, aber durchaus vielversprechender Prozess der Wahrheitsfindung, wie aus diesem Zitat ersichtlich wird: „Ich habe mir immer gedacht, keiner ist nett zu mir, bis mir dann aufgefallen ist, dass ich es doch war, die nicht nett war, und zwar am allerwenigsten zu mir selber."

# Psychotherapie

Die Anonymen Alkoholiker befassen sich mit der Alkoholkrankheit und bieten die erfolgreichste Heilmethode an. Manche Alkoholiker werden trocken und beginnen ein neues Leben, indem sie das angebotene Zwölf-Schritte-Programm absolvieren. So weit, so gut. Bei einer unter der Alkoholkrankheit liegenden Problematik kann alles anders sein. Wenn diese im Rahmen des Genesungsprogramms nicht angesprochen und behandelt wird, wenn Sie unter Depressionen, dauerhaften Angstzuständen, einer Posttraumatischen Belastungsstörung oder anderen für Sie unkontrollierbaren emotionalen Zuständen oder störenden Denkvorgängen leiden, oder wenn Sie beziehungsgeschädigt sind, wäre es vielleicht angebracht, sich zusätzliche Hilfe zu holen.

Viele von uns sind in problematischen Familienverhältnissen aufgewachsen, ohne ausreichende Unterstützung, Anleitung und Ermutigung. Manche waren Missbrauch, Gewalt oder Inzest ausgeliefert und mussten ihre seelischen Schmerzen irgendwie aushalten. Eine schwierige Kindheit kann nach außen hin ganz anders aussehen, kann positiv wirken – aber auch emotionale Vernachlässigung und emotionaler Missbrauch reichen unter Umständen aus, um schwerwiegende Schäden zu verursachen, die dem Betroffenen dann ein Leben lang anhängen. Die erste Phase der Genesung kann aufreibend und mühsam sein, wenn man von Gefühlen überwältigt wird, ohne sie zu verstehen. Falls alte Erinnerungen hochkommen, wendet man sich am besten an einen erfahrenen Psychotherapeuten. Da ist man in guten Händen, um schmerzliche Kindheitserlebnisse aufzuarbeiten, nach der ganzen Zeit, in der man versucht hat, sie zu ertränken. Eine derartige Vergangenheitsbewältigung könnte genau das sein, was Sie brauchen, um langfristig abstinent zu bleiben und endlich Freude und Ihr seelisches Gleichgewicht zu finden.

## Mentale Nahrung

Ein Alkoholiker alleine ist in schlechter Gesellschaft“, heißt es. Heimgesucht von Obsessionen, Gefühlsschwankungen und Spannungszuständen, versucht man, sich irgendwie bei Laune zu halten oder wenigstens vorübergehend abzulenken. Man probiert erst mal alles Mögliche aus, treibt sich in Bars und Nachtlokalen herum, macht Bekanntschaften oder hat Sex mit wildfremden Leuten oder führt spätnachts lange Ferngespräche (auch wenn man hinterher vielleicht nichts mehr davon weiß).

Auf Dauer ist eine morbide mentale Welt gar nicht gut für die Laune. Ein Kopf, der unablässig beunruhigende und deprimierende Gedanken ausspuckt, kann einen schon erschöpfen. Man könnte meinen, hier handelte es sich um Gedanken – und sie werden „automatische Gedanken“ genannt – aber eigentlich sind es mehr Erinnerungen an Denkinhalte, die sich zwanghaft wiederholen – so als spielte man dieselbe Platte immer wieder ab.

Wenn man nicht ewig so weitermachen will, muss eine Veränderung aktiv herbeigeführt werden. Anfangs (und eigentlich immer) sollte das genesende Gehirn mit neuen Ideen gefüttert werden. Das wäre gut. Gehen Sie in dieser Zeit am besten täglich zu den Treffen der Anonymen Alkoholiker. Dort können Sie zuhören und auch abschalten. Die Ablenkung tut gut, und der Strom der zwanghaften Gedanken wird eine Zeit lang unterbrochen. Dadurch wird man wieder aufnahmefähig für Neues. Man gewinnt eine andere

Perspektive und kommt über die Identifikation mit anderen Lebensgeschichten zu einem besseren Verständnis seiner selbst. In der Gesellschaft Gleichgesinnter kann man Trost und Ermutigung finden sowie Menschen, denen man sich anvertrauen kann, insbesondere auch eine Vertrauensperson zum Durcharbeiten der Schritte. Es hilft auch, Gedanken und Erinnerungen aufzuschreiben, vor allem solche, die einen belasten und nachhaltig verärgern.

Ein guter Anfang ist das „Blaue Buch" der Anonymen Alkoholiker. Versuchen Sie offen zu sein für neue Ideen – als Denkanstöße, Inspiration oder Motivation, die vielleicht weiterverfolgt werden kann. Man braucht sich diesbezüglich nicht festzulegen und auch nichts abzulehnen. Für meine eigene Genesung waren spirituelle Bücher unerlässlich. Die tägliche Lektüre meiner „Lieblings-Gurus" war (und ist auch heute noch) ein besonders wichtiger Aspekt für ein angenehmeres emotionales Klima. Nach der langen „Auszeit" waren mir spirituelle Gedanken erst mal nicht so verfügbar. Ich musste meine gedankliche Welt mit neuen Ideen füttern und stärken, mich mit erfreulicheren Bewusstseinsinhalten und Vorstellungen auseinandersetzen und allmählich vertraut machen. Ich brauchte „Hoffnungsträger" und sinnvollere Inhalte im Kopf, um in keinem Fall wieder auf die alten Denkmuster zurückzugreifen. Und so verblassen die alten selbstzerstörerischen Gewohnheiten ganz allmählich und werden unwichtig.

## Wahrnehmung

Die Wahrnehmung hat natürlich mit aktuellen Sinneseindrücken zu tun, aber das ist eigentlich bloß der Anfang. Es kommt darauf an, wie diese im vorhandenen gedanklichen System eingeordnet werden. Wahrnehmung ist ein kreativer Akt der Einschätzung der Realität, um zu erfassen, welche Bedeutung den Objekten, Ereignissen und Umständen zukommt. Unsere Wahrnehmungen basieren im Wesentlichen auf Kindheitserfahrungen, weniger auf späteren Erlebnissen und noch weniger auf der gegenwärtigen Realität. Ereignisse werden erst mal interpretiert und analysiert, damit wir entscheiden können, wie sie zu verstehen und einzuordnen sind – wir beurteilen, ob sie (für uns) relevant und erwünscht, wichtig oder unwichtig sind. Bei bekannten Tatsachen nehmen wir (gelegentlich irrtümlich) an, dass wir voll durchblicken. Informationen, die unserer vorgefassten Meinung zuwiderlaufen, übersehen wir gerne. Diese sogenannte selektive Wahrnehmung schützt vor Informationsüberflutung und Konflikten, und sie erleichtert schnelle Reaktionen. Wahrnehmungen sind also kumulativ. Die aktuelle „Realität" ist auf der Grundlage früherer Wahrnehmungen zu verstehen – das heißt, unter Umständen fragwürdig.

Wir gehen erst einmal davon aus, dass das, was heute passiert, dem entspricht, was wir bereits kennen – und so erwarten wir, dass sich neue Bekanntschaften ähnlich verhalten wie die früheren. Dieses Zurückgreifen auf vergangene Erfahrungen ist eigentlich ein durchaus sinnvoller Anpassungsprozess, der es uns ermöglicht, neu hinzukommende Erfahrungen schnell einzuordnen. Die Kehrseite der Medaille ist aber, dass man manchmal auch voreilige Schlüsse zieht. Da können Täuschungen und Missverständnisse passieren. Umstände verändern sich, und da wären Urteilskraft, Einsicht, Neubewertungen und Angleichungen gefragt. Es wäre wichtig, offen zu bleiben und auch mal umzudenken. Nur so kann man sich weiterentwickeln.

Wer in einem sicheren und fürsorglichen Umfeld aufgewachsen ist, tut sich leichter damit, Vertrauen in die Zukunft zu haben. Wer dagegen als Kind vernachlässigt oder misshandelt wurde, bleibt oft bei der „erlernten Hilflosigkeit" – und nimmt an, dass es aussichtslos ist, dass man sowieso nicht rauskommt. Das kann dazu führen, dass man sich als das ewige Opfer fühlt und der Vergangenheit verhaftet bleibt, während man die Herausforderungen der Gegenwart scheut, weil die alten Verletzungen einen daran hindern. Vielleicht behält der betreffende Mensch seine defensiven Verhaltensweisen bei, kritisiert und beschuldigt auf selbstgerechte Weise die Menschen in seinem Umfeld und merkt gar nicht, dass er selber es ist, der den anderen das Leben schwer macht. Wenn man keine Heilung zulässt, kann man leicht in Wiederholungszwängen stecken bleiben.

Solange wir unsere Krankheit ausagieren, verweigern wir uns der Realität. Wir wollen vergessen und suchen die Illusion. Wir lehnen Engagement, Teilnahme und Verantwortung ab – und verpassen dabei die Gelegenheit, falsche Annahmen zu korrigieren und gesund zu werden. Man muss schon voll präsent sein, um sich schmerzlichen Erinnerungen zu stellen, Trauerarbeit zu leisten, die Probleme anzugehen und dann irgendwann einmal auch hinter sich zu lassen.

Die Vergangenheit ist vorbei. Auch wenn wir vielleicht noch verwundet sind, so sind wir doch nicht mehr die hilflosen Opfer von früher. Als Erwachsene können wir unsere Kraft dazu benützen, uns durchzusetzen und die erinnerten Schmerzen abklingen zu lassen. Auch wenn manche Menschen nicht vertrauenswürdig sind – es existieren doch auch solche, denen man trauen kann. Und selbst wenn es Schwierigkeiten zu überwinden gilt, so gibt es doch auch Frieden und Schönheit im Leben. Es ist wichtig, dass wir erkennen, was im Hier und Jetzt gerade los ist, ohne immer gleich eine Katastrophe zu befürchten und uns allem generell zu verschließen. Statt über die Vergangenheit zu jammern, können wir die Gegenwart beim Schopf packen und uns der Genesung widmen. Wir können uns dafür entscheiden, trotz allem den anderen nicht das anzutun, was uns angetan wurde. Ein erfolgreiches Leben ist ein aktives Leben in der Gegenwart und mit der Absicht, die eigenen Wünsche zu verwirklichen.

## Verletzungen

Nach Schätzungen haben weit über 80 % der Drogensüchtigen (in den USA) Missbrauch, Gewalt oder Inzest überlebt. Sie wurden im Kindesalter vernachlässigt und verletzt, als sie Fürsorge gebraucht hätten. Man gab ihnen das Gefühl, wertlos zu sein, als sie eigentlich Selbstbewusstsein nötig gehabt hätten. Sie wurden entmutigt, als Hoffnung wichtig gewesen wäre. Wie einst Michael Jackson fühlen sie sich ewig als Kinder, auch wenn sie schon längst erwachsen sind. Frühkindliche Traumatisierungen sind für immer im Gehirn codiert und bleiben vorhanden, auch wenn man versucht, die nagenden Selbstzweifel durch coole Klamotten, exzentrische Tätowierungen oder ein brillantes Auftreten zu kaschieren oder vielleicht mit Aggressionen (auch gegen sich selbst) zu kompensieren.

Der überstandene Mangel an Wärme, Sicherheit und Liebe besteht weiter, auch wenn er nicht mehr sichtbar ist. Die Wunden im Inneren werden vielleicht versteckt und verheimlicht, aber dann machen sie sich doch bemerkbar – manchmal mit Selbstgerechtigkeit überspielt oder als Wut empfunden, vielleicht werden Befürchtungen und Aggressionen aber auch auf andere projiziert. Es ist kompliziert und unangenehm, das Selbstbild eines unschuldigen Opfers aufrechtzuerhalten. Es kann auch zu einer Überidentifikation mit den Wunden kommen, so als bestünde man nur daraus: „Schaut her, was man mir angetan hat!" Darüber kann man leicht die Auswirkungen des eigenen Verhaltens auf andere vergessen, oder man rechtfertigt unverantwortliches und destruktives Verhalten mit erlittenen Schmerzen. Es kann so weit kommen, dass wichtige Beziehungen daran scheitern, weil man die Schuld immer bei den anderen sucht.

Die Buddhisten sprechen vom „Reich der hungrigen Geister", wenn Menschen vor unstillbaren Bedürfnissen verschmachten. Drogenkranke behandeln das mit Chemie, so gut es eben geht. Die meisten von uns sind schon früh auf Substanzen gestoßen, die einem das Gefühl vermitteln, man sei stark und unbesiegbar. Solche Mittel funktionieren ein Weilchen: Zunächst einmal freut man sich über die gefundene Selbstmedikation – Schmerz und Angst sind betäubt –, aber dann wird alles nur noch schlimmer. Es werden diverse Vergiftungszustände herbeigeführt, das Gehirn wird an der Entwicklung gehindert, und die Gefühlswelt wird vernachlässigt. Während der Zeit des Vergessens werden die Wunden nicht behandelt und können folglich auch nicht heilen.

In der Zeit des Aufwachens während der Genesung merken wir, dass die Wunden immer noch schmerzen, und dass der alte Groll nicht nur nutzlos, sondern sogar schädlich ist. Vergeben bedeutet nicht, dass wir Entschuldigungen finden oder das, was geschehen ist, als geringfügig abtun. Wir sollen vielmehr verstehen, dass es vorbei ist, dass Frieden nur durch Verzeihen erlangt wird. Erst durch das Loslassen von Schuldzuweisungen können wir uns endlich befreien. Die Gefängnistore sind offen, wir brauchen bloß hindurchzugehen. Es steht uns frei, zu vergeben und zu heilen.

## Rotlichtviertel

Die Psychologie weiß, dass Charakter und Bewusstsein größtenteils in der Kindheit ausgebildet werden. Besonders entscheidend sind die ersten zwölf Lebensmonate und die wichtigen Erfahrungen in diesem Zeitraum. Zum Beispiel: „Das Leben ist schön" (sobald ich etwas brauche, bekomme ich es); „Ich habe Macht" (wenn ich schreie, kommt meine Mutter sofort und kümmert sich um mich); „Das Leben ist grausam" (wenn ich schreie, kümmert das niemanden). Wenn solche Grundüberzeugungen nicht korrigiert werden, behalten wir sie unser ganzes Leben lang bei.

Als Kinder beobachten wir das Verhalten anderer Menschen, erleben Konsequenzen für unser Handeln. Wir versuchen, unsere Rolle im Leben zu verstehen, und beginnen, unser Weltverständnis zu formen.

Etwa im Alter von acht Jahren formulieren viele Kinder ein „Lebensskript" je nach ihren Lebensumständen, wie etwa: „Ich bin liebenswert, so wie ich bin" (ich werde bedingungslos geliebt); „Ich hasse Männer" (ich bin ein Opfer von Missbrauch); „Ich bin schlecht/hässlich/dumm" (ich werde oft beschämt und entmutigt).

In den sogenannten Rotlichtvierteln dient rotes Licht dazu, eine bestimmte Atmosphäre zu schaffen. Alles soll schöner aussehen. Stellen Sie sich einmal kurz Folgendes vor: Ihre Lieblingsfarbe ist blau, und Sie mögen die Farbe Lila nicht. Stellen Sie sich weiter vor, Ihnen wurde ein roter Filter aufgesetzt, und dadurch erscheint Ihnen alles Blaue lila. Selbst der Himmel ist lila. Ihre Lieblingsfarbe ist unauffindbar geworden, obwohl sie doch da ist. Der Filter hat alles verändert.

Grundüberzeugungen oder ein Lebensskript können wie so ein Filter wirken und die Wahrnehmung verzerren … Und alles sieht anders aus. Die ganze Welt erscheint in einem anderen Licht. Mancher sucht unermüdlich nach etwas, das ihm doch längst zu Füßen liegt … Und dann gibt er irgendwann entmutigt auf. Vielleicht greift er dann auch noch zu Drogen, weil er die Hoffnungslosigkeit nicht mehr aushält.

Während des Heilungsprozesses erhalten wir die Chance, den Filter unserer frühen Programmierung abzusetzen und falsche Wahrnehmungen zu korrigieren. Das ist ein wichtiger Aspekt der zu erledigenden Arbeit. Je nachdem, was einem Menschen in seiner Kindheit passiert ist, könnte er vielleicht eine Psychotherapie in Erwägung ziehen, um negative Überzeugungen loszuwerden und seine seelischen Wunden endlich heilen zu lassen.

Denken Sie daran, dass die schlimmen Zeiten vorbei sind. Wenn Sie letztens nicht so besonders glücklich waren, überprüfen Sie Ihren Filter und tun Sie, was zu tun ist, damit die Wahrheit unverfälscht den heutigen Tag erhellt …

*Der Geist ist eine Welt für sich, in der die Hölle zum Himmel und der Himmel zur Hölle werden kann.*
John Milton

## Metamorphose

*Die Frau, die ich war, hat getrunken.*
*Die Frau, die ich war, würde auch wieder trinken.*
Zitat eines AA-Mitglieds

Als Süchtige versuchen wir alles, um der Realität zu entkommen. Wir jagen Selbsttäuschungen hinterher und binden unsere Energie an Rauschmittel, die Wahrnehmungsveränderungen verursachen und uns vor der Realität abschirmen sollen. Damit machen wir hartnäckig so lange weiter, bis die Euphorie verpufft ist und wir leer und verzweifelt dastehen. In der Genesung stellt sich die Aufgabe, den Geist vom Objekt der Begierde abzukoppeln. Das erfordert die Bereitschaft zu grundlegenden psychischen Veränderungen. Sonst geht es nicht. Man muss einen Weg finden, um sich mit der Realität anzufreunden. Für eine solche psychische Neuorientierung werden spirituelle Prinzipien angeboten. Durch eine allmähliche Transformation der Denkmuster verändern sich die Wahrnehmungen und damit die subjektiv erlebte Realität, während ein freundlicheres emotionales Klima entsteht. Indem Angst durch Vertrauen ersetzt wird, schwindet obsessives Verlangen, und eine neue Hoffnung wird ermöglicht. All das kann dem Schicksal eine Wende geben, solange man täglich den spirituellen Weg weitergeht.

Der Umdenkprozess beinhaltet, dass man sich problematische Denkmuster und negative Konsequenzen der eigenen Handlungen bewusst macht und Verantwortung für das eigene Handeln und Wohlergehen übernimmt. Man erspart sich Erwartungen und damit einhergehende Enttäuschungen. Kritik, Vorurteile und Schuldzuweisungen haben erst mal ausgedient. Feindseligkeit wird als Rezept zum Unglücklichsein enttarnt. Man lernt, seine trotzige Abwehrhaltung aufzugeben und seinen inneren Widerstand durch Akzeptanz zu ersetzen. Und man entwickelt die Bereitschaft, zweckmäßigere Verhaltensweisen an den Tag zu legen. Und so schält sich allmählich eine neue Realität heraus. Auch die anderen reagieren anders auf uns als früher. Allerdings sind wir Menschen auch Gewohnheitstiere und neigen dazu, einfach immer so weiterzumachen wie bisher und bei dem zu bleiben, was wir kennen, auch wenn es nicht funktioniert. Das Unbekannte kann einen beunruhigen. Und deshalb müssen wir in der Regel erst an einem absoluten Tiefpunkt angelangt sein, bevor wir uns auf radikale Änderungen einlassen. Dieses „Geschenk der Verzweiflung" kann uns zum Aufgeben zwingen und unsere Bereitschaft für ein neues Leben wecken.

In der grundlegenden Schrift der Anonymen Alkoholiker erklärt Dr. Bill Silkworth, dass der chronische Alkoholiker eine „völlige psychische Umwandlung" durchlaufen muss. Er schlägt als Lösung vor, den ansonsten hoffnungslosen Zustand über das bereits mehrfach erwähnte Zwölf-Schritte-Programm zur Genesung zu überwinden. Das Programm ist spirituell orientiert und nutzt auch Konzepte der kognitiven Verhaltenstherapie, um diese psychischen Veränderungen zu fördern und zu unterstützen.

Wir werden angeleitet, uns den Schicksalsmächten zu ergeben und moralische Grundsätze zu beachten.

Um Abhängigkeiten und Verstimmungen loslassen zu können, wird uns nahegelegt, nur unsere eigenen Handlungen zu betrachten. Wir stellen fest, dass selbstbezogene Angst, sich Gehenlassen und zügelloses Verhalten Leiden schaffen. Es wird uns gezeigt, wie wir schmerzlichen und peinlichen Erinnerungen einen Sinn geben können – indem wir sie nämlich mit anderen teilen, damit diese auch ihre Lehren daraus ziehen können. Unsere Selbstachtung wird durch Wiedergutmachungen für Vergangenes und respektierliches, liebenswürdiges und verantwortungsvolles Benehmen in der Gegenwart wieder aufgebaut. So arbeiten wir daran, brauchbare Familienmitglieder, gute Freunde und anständige Menschen zu werden und dadurch unserem Leben einen Sinn zu geben. Und so finden wir die Kraft, unangenehme Gefühle und schwierige Lebensphasen auszuhalten.

Durch eine tägliche Besinnung auf unsere Genesung ersetzen wir Angst und Groll durch Heiterkeit und Frieden – und werden aus dem eigenen schlimmsten Feind zum besten Freund. Das ist der Pfad der Befreiung aus der Sklaverei der zwanghaften Bedürfnisbefriedigung. Auch wenn es paradox erscheint – wir geben unsere Machtlosigkeit zu und gewinnen dadurch die Freiheit.

*Psychische Gesundheit ist Hingabe an die Realität um jeden Preis …*

M. Scott Peck

## Momentum

Wir funktionieren, indem wir gelernt haben, Dinge gewohnheitsmäßig zu tun, sodass wir uns auf den Augenblick konzentrieren können und aufgeschlossen sind für Neues. Gewohnheiten besitzen eine gewisse Eigendynamik, das heißt, wir machen gerne so weiter wie gehabt. In der Physik wird das „Momentum" genannt. Veränderungen sind dagegen mit Anstrengung verbunden.

Stellen Sie sich einen Zug vor, der für Sie bereitgestellt wurde. Sie sind der Lokomotivführer. Überlegen Sie sich, wo Sie gerne hinfahren würden. Egal, ob Sie langsam oder schnell fahren, Sie werden dort landen, wohin die Gleise führen. Es wäre ganz gut, das Ziel zu kennen, damit Sie nicht (immer weiter) in die falsche Richtung fahren. Wenn sich die Landschaft verändert hat und Ihnen nicht mehr gefällt, dann ziehen Sie doch mal ein anderes Ziel in Erwägung. Die Entscheidung liegt bei Ihnen – aber wenn die Richtung geändert werden soll, müssen Sie zuerst die Bremse betätigen. Der Zug muss verlangsamt und schließlich zum Stillstand gebracht werden. Dann können die Weichen neu gestellt werden, und erst danach kann der Zug allmählich wieder Fahrt aufnehmen. Wäre es nicht wunderbar, auf dem richtigen Weg zu sein?

Der Weg der Genesung gleicht einer solchen Zugfahrt. Vergessen Sie bitte nicht, dass es größtenteils an Ihnen liegt, wie Sie heute leben. Gewohnte Verhaltensweisen und Lebensumstände müssen nicht unbedingt beibehalten werden. Auch wenn Ihr Leben in einem bestimmten emotionalen, gesellschaftlichen und finanziellen Klima entstanden ist, so muss das nicht unbedingt heißen, dass es auch dort enden muss. Sehen Sie sich um. Gefällt Ihnen denn, was Sie da sehen? Wenn nicht, steht es Ihnen frei, etwas anderes auszuprobieren, auch wenn der Wechsel vom altgewohnten zu einem neuen Leben Mut und Engagement für solche Herausforderungen braucht. Für einen Neuanfang benötigt man auch Geduld und Bescheidenheit. Denken Sie in Ruhe nach, arbeiten Sie daran herauszufinden, was Ihnen zum Glücklichsein fehlt und lassen Sie sich, wenn nötig, von anderen helfen. Sie können den richtigen Weg finden, wenn auch vielleicht nicht gleich auf Anhieb. Es kann einem schon peinlich sein, zuzugeben, dass man lange auf der falschen Spur war. Aber wenn Sie nichts verändern, werden Sie nie die Weichen für Ihr neues Leben stellen können.

## Dringlichkeitsstufe eins

Wissenschaftliche Forschungen zeigen, dass unser Gehirn bei seinen Aktivitäten nicht zwischen Tatsachen und Fiktion, Realität und Einbildung unterscheidet. Die Gehirnströme sind identisch, ob wir uns beispielsweise eine Zitrone vorstellen oder sie real vor uns haben. Außerdem verfügen wir über die Fähigkeit, uns bewusst zu machen, dass wir an eine Zitrone denken und unsere Gedanken auch wieder von ihr wegzulenken. Das liegt in unserer Macht. Es liegt an uns selbst, wie wir diese Macht einsetzen – vorteilhaft oder destruktiv. Wenn man nicht möchte, dass der Speichelfluss angeregt wird, sollte man vielleicht lieber nicht an Zitronen denken …

Aus diesen Erkenntnissen ergeben sich wichtige Folgerungen für Süchtige, die den Weg der Genesung gerade erst eingeschlagen haben und sich vielleicht noch nicht so ganz im Klaren sind über ihre Genesung und was dabei alles zu beachten ist, vor allem, wenn sie noch mit dem Suchtdruck zu kämpfen haben. Das Schwelgen in süßen Erinnerungen an die Zeit, als das Zudröhnen noch geholfen hat, sollte da unbedingt vermieden werden! Ein solcher „euphorischer Abruf" kann nämlich ein unwiderstehliches Verlangen und damit einen Rückfall auslösen. Kaum ist der Entzug vorbei, stellen sich ohnehin andere Begierden ein – nach tröstlichen Ablenkungen wie Sex, Liebe und Essen. Sich in solchen Fantasien und Handlungen zu ergehen, ist der Genesung aber nicht förderlich – es werden dadurch leicht Impulse und Zwänge ausgelöst. Achten Sie außerdem darauf, dass Gefühle von Traurigkeit, Hoffnungslosigkeit und Wut nicht die Oberhand in Ihnen gewinnen. Solche Gefühle sollten Sie anderen mitteilen, damit Sie sich bewusst werden, dass diese Empfindungen dazugehören, aber nicht unbedingt etwas bedeuten, sondern einfach erlebt und dadurch zum Abklingen gebracht werden sollen, damit sie nicht der Motivation zum Cleanbleiben entgegenwirken.

Zu Beginn des Entzugs, wenn Ihr Gehirn seine natürlichen biochemischen Funktionen allmählich wiederherstellt, sind Sie sehr anfällig für extreme Stimmungsschwankungen mit großer Angst, Wut und übermäßigem Verlangen aller Art. In der Übergangsphase müssen Sie nach besten Kräften daran arbeiten, intensive Emotionen selbst zu regulieren. Sonst sind Sie vielleicht versucht, wieder in (selbst-)zerstörerische Verhaltensweisen zurückzurutschen. Geben Sie nicht gleich auf! Das geht wieder vorbei.

Ihr drängendes Verlangen bedeutet meistens nur, dass Ihr Gehirn dabei ist, sich umzustellen. Da kann es schon passieren, dass Fantasien oder Erinnerungen hochkommen und Gefühle auslösen. Traurigkeit oder Gereiztheit bedeutet jedoch nicht, dass bei Ihnen irgendwas falsch läuft. Um sich von den Anfangsschwierigkeiten weiterhin nicht runterziehen zu lassen, hilft es, wenn Sie Ihre Aufmerksamkeit immer wieder auf stabilisierende Aspekte lenken und einen geregelten Tagesablauf einhalten, auch wenn Sie noch nicht wieder berufstätig sind.

Sie sollten in dieser Zeit auch nicht versuchen, primär Ihrer Verantwortung gegenüber Familie und Beruf nachzukommen. Das kann zu viel Stress verursachen und Sie in dieser wichtigen Phase überfordern. Auch wenn bei oberflächlicher Betrachtung die Übernahme der Verantwortung sinnvoll erscheint, kann das Ganze eine Art Ablenkungsmanöver sein, um nicht clean bleiben zu müssen. Es kann dazu führen, dass Sie sich überfordert fühlen, rückfällig werden und dann diesen Verpflichtungen erst recht nicht nachkommen können. Ihre Heilung muss zunächst an erster Stelle stehen! Alles andere muss einfach warten. Eine Auszeit in der Reha-Klinik kann da Wunder wirken.

Genau jetzt wäre eigentlich eine klasse Zeit, sich selber wieder in den Griff zu kriegen, anstatt alte (und schlechte) Gewohnheiten leichtsinnig wiederzubeleben, sobald Sie sich einmal nicht wohlfühlen. Sie können langsam und in kleinen Schritten anfangen, sich selbst um Ihre Angelegenheiten zu kümmern. Achten Sie darauf, nicht mehr rein impulsiv (aufgrund vorübergehender emotionaler Bedürfnisse) zu agieren, sondern Dinge zu durchdenken, bevor Sie handeln. Es wäre gut, wenn Sie sich immer wieder klarmachten, dass Sie sich den fragwürdigen Luxus nicht leisten können, Gedanken und Fantasien nachzuhängen, die doch nicht realisiert werden sollen. Meiden Sie störende Einflüsse, die gerade jetzt leicht zu einer Reizüberflutung führen. Nähren Sie Ihren Verstand mit spiritueller Literatur – und zwar jeden Tag. Unterstützen Sie eine friedliche, freudige innere Einstellung. Tun Sie alles, was Ihnen auf natürliche Weise zu Ruhe und Entspannung verhilft – das ist der Schlüssel. Unternehmen Sie regelmäßig lange Spaziergänge in der Natur, hören Sie dem Wind zu und beobachten Sie die Vögel. Lassen Sie die Sonne auf sich herunterscheinen. Sprechen Sie Ihre Gebete und machen Sie Ihre Atemübungen. Widmen Sie sich voll und ganz dem Augenblick. Das Unwohlsein geht vorbei. Sie wissen, dass Sie schwierige Zeiten überstehen können, weil es schon immer so war, sonst wären Sie nicht hier. Setzen Sie Ihre ganze Kraft ein. Jeder kann geheilt werden, wenn er nicht auf halbem Weg umkehrt. „Dabeibleiben und weitermachen!" lautet die Devise.

## Wiederholungsprogramm

- Wenn Sie Angst haben, liegt das an Ihren angstauslösenden Gedanken.
- Wenn Sie ständig Angst haben, spielt Ihr Gehirn andauernd diese angsterregenden Gedanken ab, so wie im Radio immer wieder dieselben Oldies erklingen.
- Wenn Sie wütend sind, haben Sie nicht das bekommen, was Sie wollten, und denken, Sie hätten recht und der andere nicht.
- Wenn Sie wenig Selbstvertrauen haben, liegt das daran, dass Sie sich einreden, Sie wären wertlos, schlecht, hässlich, dumm oder sonst wie nicht gut genug und „müssten" anders sein.
- Wenn Sie sich bedrückt fühlen, liegt das daran, dass Sie sich an vergangene Verletzungen erinnern und gleichzeitig in der Gegenwart gemein zu sich selbst sind.
- Wenn Sie sich hoffnungslos fühlen, liegt das daran, dass Sie denken, dass nichts besser wird.
- Wenn Sie sich einsam fühlen, liegt das daran, dass Sie denken, dass niemand Sie liebt und niemand Sie je lieben wird.

Bei solchen „automatischen Gedanken" handelt es sich um verbale Erinnerungen, die vom Gehirn abgespielt werden. Dadurch werden erinnerte Erfahrungen zum Leben erweckt und wiederholt. Vergangene Gefühle und Haltungen werden ausgelöst und verstärkt, und das gegenwärtige Verhalten wird dadurch beeinflusst. Das Gehirn ist ständig aktiv – so wie ein Radio, das nicht abgeschaltet werden kann. Und wie Musik lösen auch geistige Aktivitäten Gefühle aus. Was Sie tun können: Stellen Sie einen anderen Kanal ein! Sie müssen nicht Ihr ganzes Leben lang immer nur *Death Metal* hören, wenn Ihnen das nicht gefällt. Anfangs wissen Sie vielleicht nicht, wie Sie die sich ständig wiederholenden destruktiven Gedanken abstellen können, aber das lässt sich ändern.

Es gibt viele Techniken, um die eigenen Gedankenströme in neue Bahnen zu lenken. Eine Möglichkeit besteht darin, sich entgegen hemmenden Gefühlsimpulsen bewusst für neue Handlungsweisen zu entscheiden, wodurch Sie automatisch andere Gedankeninhalte kreieren.

Das Wiederholen positiver Affirmationen kann ebenfalls ein nützliches Werkzeug sein. Sagen Sie sich zum Beispiel: „Ich bin genau da, wo ich sein soll." oder: „Ich habe heute das Recht, glücklich zu sein." (siehe den Abschnitt Affirmationen, S. 67). So ersetzen Sie allmählich negative durch positive und nützliche Gedanken. Denken Sie daran: Etwas radikal Neues zu lernen (zum Beispiel, sich die Erlaubnis zu geben, glücklich zu sein) funktioniert nur durch häufige Wiederholungen.

Sie können Ihr Bewusstsein schärfen und klarer zwischen Gedanken, Gefühlen, Annahmen und Haltungen unterscheiden. Führen Sie Tagebuch und schreiben Sie Ihre Gefühle und die damit einhergehenden Gedanken auf (anstatt die Gefühle einfach impulsiv auszuleben). Nehmen wir zum Beispiel an, Sie seien verärgert. Dann könnten Sie in Ihr Buch schreiben: „Ich ärgere mich über X." Schreiben Sie anschließend auf, was X getan (oder nicht getan) hat und fügen Sie noch hinzu, was Sie getan (oder unterlassen) haben. Sie werden feststellen, dass dieser Prozess Sie in die Lage versetzt, die Gedanken hinter Ihren Emotionen zu erkennen und zu überprüfen. Bekämpfen Sie Ihren aktuellen Gefühlszustand erst einmal nicht, auch wenn er unangenehm ist. Akzeptieren Sie ihn. Er repräsentiert Ihre (derzeitige) Wirklichkeit. Mit zunehmendem Verständnis fühlen Sie sich bestärkt und befähigt, Ihrer Impulsivität zu widerstehen.

Um nüchtern zu bleiben, ist es nötig, (verzerrte) Wahrnehmungen zu untersuchen und (gegebenenfalls) zu korrigieren – andernfalls könnten verallgemeinerte Angstzustände (infolge erlebter Erfahrungen) und eine entsprechende Erwartungshaltung das Nüchternsein durchaus unattraktiv werden lassen. Das Zwölf-Schritte-Programm (insbesondere Schritt 4) schlägt eine gründliche und furchtlose moralische Bestandsaufnahme vor, damit man den eigenen Anteil an seinen Schwierigkeiten erkennt. Die folgenden Anzeichen weisen darauf hin, dass Sie vielleicht noch ein bisschen an Ihren Denkweisen arbeiten sollten: Trotz, Argumentationen, Trägheit, Aufschieben, Erwartungen, Groll, Kritik an anderen oder der Wunsch, zu vergessen. Solche Haltungen spiegeln Widerstand gegen die Wirklichkeit wider. Sie können zu Stolpersteinen auf dem Weg Ihrer Genesung werden.

Selbstprüfung, vor allem im Rahmen einer Psychotherapie, kann nach und nach die Knoten in unseren Denkprozessen auflösen. Unangenehme Gedanken, die uns wiederholt heimsuchen, werden allmählich weniger, leichter erträglich, und man kann besser mit ihnen umgehen. Das ist so, als nähme die Lautstärke des inneren Radios ab und die Geräusche vergangener Schmerzen würden ausgeblendet, sodass neue Frequenzen empfangen werden können. Bei der Genesung geht es darum, umzudenken, Dinge anders zu verstehen, und alles dafür zu unternehmen, um störende Denkmuster durch erfreulichere Bewusstseinsinhalte zu ersetzen. Wenn wir Hoffnung und Vertrauen zulassen, verwandelt sich unser Leben „auf magische Weise".

# Nachtragend

*Zwei Mönche (sehr wahrscheinlich in orangefarbenen Kutten) befanden sich auf einer Wanderung zu einem fernen Kloster. Als sie sich einem Bergbach näherten, sahen sie eine schöne junge Frau in hübschen Kleidern, die versuchte, mit ihren schweren Taschen den Bach zu überqueren. Der ältere Mönch bot seine Hilfe an – hob die junge Frau galant hoch und trug sie mitsamt den Taschen ans andere Ufer. Sie dankte ihm freundlich, und sie gingen weiter ihres Weges.*
*Nachdem die beiden Mönche am Kloster angekommen waren, wandte sich der jüngere Mönch mit ernstem Blick an den älteren und sagte: „Ich muss die ganze Zeit daran denken, dass Sie Körperkontakt mit einer Frau hatten, obwohl das verboten ist." Der alte Mönch antwortete lächelnd: „Ich habe sie gestern zurückgelassen. Tragen Sie sie immer noch?"*

Buddhistische Geschichte

Ich hätte mir wirklich gewünscht, dass alles anders gelaufen wäre. Daran hatten die anderen Schuld … also war ich verärgert. Ich fühlte mich aber auch selbst schuldig wegen bestimmter Dinge, die ich hätte tun und wegen anderer Dinge, die ich hätte lassen sollen. Da war es mir lieber, nicht daran erinnert zu werden, auch wenn meine eigene Verbitterung dadurch konserviert und den anderen immer wieder vorgehalten wurde. Anders als der weise Mönch waren wir defensiv, und so gab es Streit, und allen war die Laune verdorben.

Wenn wir es nicht schaffen, uns selber um unsere Angelegenheiten zu kümmern, dann werden die Sachen meistens nicht so ganz zu unserer Zufriedenheit erledigt. Also sind wir frustriert und unzufrieden mit uns selbst und anderen gegenüber nachtragend. Hinter der Selbstgerechtigkeit steht oft Unwissenheit, Verwirrung, Konflikt, Eifersucht oder Neid und verrät mehr über die Person, die den Groll hegt. Wie der junge Mönch in der Geschichte sind wir vielleicht unschlüssig, welche Vorgehensweise die richtige ist. Manchmal meinen wir, dass wir schlecht und ungerecht behandelt wurden. Wir identifizieren uns mit der Opferrolle und fordern Gerechtigkeit und Rache. Wenn wir uns unsicher fühlen, entwickeln wir womöglich zwanghafte Eifersucht oder Neid. In unserer Verbitterung denken wir: *„Es geht hier nur um mich, und du bist an allem schuld."* Wir stecken fest in der Vergangenheit, und dabei verpassen wir die Gelegenheiten der Gegenwart. Da kann es sogar so weit kommen, dass man der scheinbar feindlich gesinnten Welt entfliehen will.

Verbitterung und Verurteilungen, Schuld, Scham und Selbstverachtung gehören zusammen. Solange wir nicht zufrieden sind mit unserem eigenen Benehmen, müssen wir andere kritisieren, um uns besser zu fühlen. Auch und gerade wenn wir im Unrecht sind … fällen wir Urteile, ohne daran zu zweifeln. Wir umgeben uns mit Menschen, denen wir uns überlegen fühlen können, um uns dann selber toll zu fühlen. Wir reden uns ein, alles hätte anders sein sollen. Leider ist Selbstgerechtigkeit keine erfolgreiche Strategie, um ein robustes Selbstwertgefühl zu entwickeln. Selbstgerechte Entrüstung kann leicht zu Starrsinn führen, vor allem, wenn wir unsere eigenen Handlungen rechtfertigen. Das alles steht natürlich der Wahrheitsfindung im Weg. Voller Verbitterung leben wir mit dem Ballast unserer ungelösten Vergangenheit und werden dabei selbst zur Belastung für andere. Auch wenn deren Handlungen im Einzelfall fragwürdig sein mögen – unsere Missbilligung ist einfach unerfreulich. Am Ende ziehen sich die Menschen von uns zurück, und wir werden einsam.

Sich auszusprechen und seine Sünden zu beichten, galt immer schon als hilfreich, um das seelische Wohlbefinden wiederherzustellen. Eine gründliche Prüfung der eigenen Denk- und Verhaltensmuster ist auch eine zentrale Komponente des Zwölf-Schritte-Programms, da davon ausgegangen wird, dass Scham (darüber, wer man ist) und Schuldgefühle (bezüglich dessen, was man getan hat) das Unbehagen fördern und daher einen Rückfall auslösen können. Also schaut man sich die eigenen Motive und Handlungen an und bringt zur Sprache, was einen bedrückt, und zwar so lange, bis man mit seinen Problemen durch ist. Auf diese Weise befreit man sich von dem Bedürfnis, immer nur zu grübeln und die Schuld bei anderen zu suchen. Es wird außerdem empfohlen, nach außen aktiv zu werden und sich mit allen auszusöhnen.

Wenn wir unser Bewusstsein auf uns selbst und die Folgen unseres Handelns richten, wird klar, dass wir nicht mehr Opfer sind, sondern unser Leben aktiv mitbestimmen. Dabei verändert sich auch die Einstellung zu anderen – wir werden rundum versöhnlicher, gütiger und angenehmer, wenn wir unsere Lebensenergie nicht mehr mit Schuldzuweisungen verschwenden.

Stattdessen fangen wir an, neue Möglichkeiten wahrzunehmen und mehr Eigenverantwortung zuzulassen. Die Umstände ändern sich, während wir uns nur auf unseren Heilungsprozess einlassen. Nach und nach merken wir, dass es möglich ist, seine eigene Wahrheit zu leben. Statt Verbitterung sind Verständnis und Mitgefühl angesagt. Indem wir uns selbst vergeben, können wir auch anderen verzeihen. Nur wenn wir uns selbst lieben, können wir auch anderen liebevoll begegnen. So kann man sich ein gutes Leben aufbauen.

Für diejenigen, die Kindheitstraumata erlitten haben, ist es wichtig, klarzustellen, dass Missbrauch niemals verdient ist, egal, unter welchen Umständen er geschah. Solche Erlebnisse sind schwer zu verarbeiten und können eine Psychotherapie notwendig machen. Ohne das Vertrauen, das aus liebevoller Fürsorge in einer sicheren Umgebung herrührt, ist ein Mensch in seiner Entwicklung beeinträchtigt. Vieles war unverständlich und ist unverarbeitet geblieben. Es kann auch sein, dass man sich mitverantwortlich fühlt für Dinge, die im Kindesalter passiert sind, und dass infolge der eigenen Verbitterung die alten Schmerzen durch neue Erlebnisse reaktiviert werden. Opfer weigern sich oft, loszulassen, weil sie ihr „inneres Kind" nicht verraten wollen, das vor langer Zeit verletzt wurde. Der Prozess der Trauer um eine verlorene Kindheit kann einige Zeit in Anspruch nehmen. Dabei ist es besonders wichtig, sich klarzumachen, dass diese schrecklichen Zeiten für immer vorbei sind. Als erwachsener Mensch muss man nie mehr in dieser Weise zum Opfer werden, und wenn man nicht mehr weiter leiden will, macht man sich am besten von der Verbitterung frei.

## Wut und Aggression

*Ich bin traurig, wenn ich wütend auf dich bin, Mama.*
Mein Sohn Jesse im Alter von vier Jahren

Wut ist ein Gefühl, Aggression hingegen ein Verhalten, das ausdrückt, was im Inneren eines Lebewesens vor sich geht. Aggression spielt sich nicht in einem Vakuum ab, sondern bezieht sich auf das vorherrschende emotionale Klima, wie Frustration, Hilflosigkeit, Angst oder Traurigkeit. Beim Ausagieren aggressiver Impulse schadet man sich als Allererstes schon mal selbst – noch vor den anderen –, denn solche giftigen Emotionen vergiften vorab die eigene Seele. Wer wütend ist, der ist nicht glücklich. Wer glücklich ist, der ist nicht wütend. Beides gleichzeitig geht nicht.

Hinter den Gefühlen und Handlungen stecken natürlich Bewusstseinsinhalte, weil das menschliche Verhalten immer eine Bedeutung hat, die mit Gedanken verbunden ist. Wir wollen mal einige solcher Gedanken betrachten: Wut ist immer selbstgerecht – man denkt, dass die andere Person falsch liegt und man selber im Recht ist, dass man nicht verstanden wird und nicht das bekommt, was einem zusteht, und so fühlt man sich ungerecht oder respektlos behandelt. Alter Groll und Existenzängste können leicht dazu führen, dass man zu oft unter Hochspannung steht und nach Gelegenheiten sucht, sie zu betäuben oder zu entladen – oder beides. Vielleicht steckt ein Mangel an Selbstwertgefühl dahinter, wenn man meint, nicht genügend respektiert zu werden. Es kann sein, dass man einen

Sündenbock sucht, um sich überlegen fühlen zu können. Die Erleichterung, die sich aus dem Dampfablassen ergibt, ist kurzlebig. Wut nährt sich selbst und löst dabei keine Probleme, auch wenn einem das im Augenblick vielleicht so erscheint. Im Gegenteil, weil der präfrontale Cortex (der Sitz des klaren Denkvermögens) während eines Wutausbruchs unteraktiv ist, benimmt man sich dabei mehr oder weniger dumm. So ist das leider. Man macht alles nur schlimmer, und das ist gar nicht gut für das Selbstvertrauen und die Selbstachtung.

Es kann gut sein, dass Sie sich überfordert fühlen – als Opfer von Einflüssen und Erlebnissen. Vielleicht haben Sie keine Hoffnung, dass es je wieder besser wird. Das kann gefährlich sein, denn es könnte einen auf die Idee bringen, man hätte nichts zu verlieren, auch wenn das nicht stimmt (und genaugenommen auch nicht stimmen kann!). Es ist ein wichtiger Bestandteil der Genesung, daran zu arbeiten, dass man sich nicht mehr impulsiv ausagiert, sobald man wütend ist, sondern seiner Tendenz zu Wutausbrüchen entgegenwirkt. Man kann täglich daran arbeiten, das Bewusstsein immer wieder auf eine höhere Ebene zu bringen. Alle Techniken, die zur Beruhigung und Ausgeglichenheit beitragen, sind auch hier sehr hilfreich. Man lernt, das Erleben solcher explosiven Zustände einzuordnen in die Kategorie: Innerer Spannungszustand – bedeutet Selbstberuhigung anwenden – atmen, spazieren gehen, nicht darauf reagieren, auch wenn es scheint, als müsste man es hinterher nicht bereuen. Was auch immer es ist – sprechen Sie erst mal mit einer Vertrauensperson und schlafen Sie eine Nacht darüber.

Denken Sie daran, dass Wut Ihr eigener innerer Zustand ist und als solcher nicht unbedingt mit der Realität zu tun hat. Wut schafft aber selbst eine Realität: Indem Sie andere beschuldigen und zu Opfern machen, wird alles noch weiter verkompliziert und eine Kette von Abwehrreaktionen und Rechtfertigungen in Gang gesetzt. Aggressives Verhalten ist größtenteils erlernt und kann auch wieder abtrainiert werden. Natürlich wäre es am besten, im Rahmen einer Psychotherapie herauszuarbeiten, was hinter der eigenen Wut steckt und das aufgeladene Gefühlsleben zu entschärfen.

Eine gute Technik ist auch das „somatische Erleben", das heißt, Gefühle bewusst körperlich wahrzunehmen (so wie Schmerz) und zu akzeptieren, dass sie im Moment da sind (so wie Schmerz). Setzen Sie sich auf einen Stuhl, legen Sie die Hände in den Schoß und atmen Sie erst mal tief durch. Nehmen Sie Papier und Stift und schreiben Sie auf, was Sie gerade denken und fühlen. Dabei wird der präfrontale Cortex auf praktische Weise wieder aktiviert und der „Kampf-oder-Flucht-Reflex" deaktiviert.

Sie müssen nicht länger den Umweg über destruktives Handeln und anschließenden Selbsthass nehmen, um Ihren Anteil am Problem zu sehen und eine Lösung zu finden. Wenn Sie ein Alkoholiker in der frühen Genesungsphase sind, sind die meisten Ihrer „guten Ideen" womöglich gar nicht so gut. Auch wenn Sie meinen, das Ei des Kolumbus entdeckt zu haben, sollten Sie also nicht gleich zur Tat schreiten. Nehmen Sie sich Zeit für Überlegungen, durchdenken Sie die Konsequenzen, um zu erkennen, ob bestimmte Aktionen Ihrem Wohlbefinden dienen.

Zu diesem Zeitpunkt ist es das Beste, erst einmal gar nichts zu tun. Hören Sie auf, von anderen irgendwas zu erwarten … es ist besser so (ehrlich!). Denken Sie daran, Leichtigkeit mitzubringen. Auch wenn's nicht gleich funktioniert … versuchen Sie es einfach. Greifen Sie zu der Strategie, alles locker zu sehen und sich selbst nicht so wichtig zu nehmen, und versuchen Sie keinesfalls, etwas zu erzwingen! Sie werden merken, dass Ihrer Wut die Luft ausgeht wie einem Ballon, in den man ein Loch piekt, wenn Sie einfach warten, bis der innere Drang nachlässt. Dann werden Sie froh sein, Ihre Wut nicht ausagiert zu haben, und erkennen, dass es eigentlich gar nicht mal besonders schwierig war. Sie werden überrascht sein, zu erleben, wie schön es ist, wenn man sich im Griff hat. Denn Zornesausbrüche schaden eigentlich immer irgendjemandem, und meistens schwächen Sie auch die eigene Position, denn derlei Verhaltensweisen verschaffen einem kaum Respekt. In der Genesungsphase lernen wir, innezuhalten und zu denken, bevor wir handeln. Wir werden von impulsiven „alten Kindern" zu vernünftigen und zuversichtlichen Erwachsenen. Das ist eigentlich doch gar nicht so schlecht, auch wenn es ein Weilchen dauert …

*Buddha verglich Wut damit, mit bloßen Händen ein Stück glühend heißer Kohle in Hand zu nehmen, um es auf eine andere Person zu werfen.*
Stephen Levine

## Vergebung

Sie sagen mir,
es gebe keinen Unterschied
zwischen einem Lehrer, Freund oder Feind.
Also könnte ich auch von dir lernen und
muss nicht mehr darauf bestehen,
dass ich recht hatte,
du aber nicht.
Ich könnte einfach
froh sein, dass es dich gibt.
Ich war sauer,
dass du machst, was du willst,
anstatt nur für mich da zu sein.
Das hat mich immer so geärgert.
Vielleicht muss ich mir (und dir)
gar nicht mehr die Laune vermiesen
mit Schuldzuweisungen und Bestrafungen,
die ich mir ausdenke.
Ich weiß jetzt,
dass ich dich mit meiner selbstgerechten
Opferhaltung verletzt habe,
während ich selber egoistisch und nutzlos war.
Bitte lass mich das wiedergutmachen.
Ich vergebe dir
für alles, was du getan
oder auch nicht getan hast,
weil ich die Fesseln
meiner eigenen Verbitterung sprengen muss,
wenn ich frei sein will.
Ich habe doch noch etwas vor.
Mir geht es so viel besser,

wenn ich mich um mich selbst kümmere
und darauf bedacht bin, anderen das zu
geben, von dem ich dachte,
dass es mir zustünde.
Mir ist jetzt klar,
dass wir beide Mitgefühl brauchen
und Freude,
in der kurzen Zeit, die uns noch bleibt.
Ich möchte mein Leben nicht mehr zerstören –
und auch deines nicht.

## Das Allerwichtigste

Verbitterung ist ein großer Stolperstein auf dem Weg der Genesung, und deshalb befreit man sich am besten davon. Das ist aber nur die eine Seite der Medaille. Auch wenn ich Sie gar nicht kenne, behaupte ich trotzdem, dass Sie Probleme und Schmerzen verursacht haben, dass Sie Ihre Fähigkeiten nicht voll nutzen, dass Sie manchmal wütend, unfair, neidisch, gierig, unersättlich, arrogant, faul und „wollüstig" sein können. Das alles ist menschlich. Vielleicht schämen Sie sich dafür und wollen solche Sachen lieber verheimlichen, auch vor sich selber. Wenn Sie das lange betreiben, dann entsteht ein „falsches Selbst", und Sie kommen sich selbst abhanden.

Süchtige neigen dazu, sich selbst und andere rücksichtslos zu behandeln und entschuldigen ihr unfreundliches Verhalten gerne mit früheren Fehlern und Irrtümern. Solange wir uns schuldig fühlen, denken wir vielleicht, wir verdienten es nicht, glücklich zu sein. Selbstverachtung bedeutet, dass wir in Selbsthass und Selbstbestrafung verharren, während wir unsere Aggressionen nach innen richten. Das ist schmerzhaft, sinnlos und auch gefährlich. Ohne Mitgefühl für das eigene Leid wird es schwierig, die Hoffnung und überhaupt den Willen zum Weitermachen aufrechtzuerhalten. Selbstverachtung vergiftet die Seele – und damit sabotiert man das eigene Wohlergehen, was leicht zu einem Rückfall führen kann.

Sie überidentifizieren sich vielleicht mit der Vergangenheit und denken, Sie wären zu keinem anderen Leben fähig, als zu dem, das Sie kennen. Sie fühlen sich womöglich nicht gescheit oder stark genug. Manche meinen, es wäre einfach zu spät, sie wären eigentlich schon zerbrochen. Ich sage Ihnen jedoch: Sie sind ein Kind Gottes, schön und vollständig – wie ein Kleinkind, das lernt, mit dem Fahrrad zu fahren. Sie sind schon ein paar Mal hingefallen und haben sich verletzt, und eventuell brauchen Sie noch Stützräder. Aber das alles bedeutet nicht, dass Sie weniger liebenswert sind als ein Kind, das das Radfahren bereits beherrscht. Auch Sie werden es irgendwann lernen, wenn Sie weiterhin fleißig üben. Danach werden Sie kein wertvollerer Mensch sein, als Sie es jetzt bereits sind – Sie werden einfach auf Ihrem Fahrrad herumfahren können. Mehr nicht. Ein Erwachsener ist nicht liebenswerter als ein Kind, er ist einfach anders. Es geht nur darum, dass wir durch unsere Erfahrungen wachsen und offen bleiben für Neues, auch und besonders in harten Zeiten.

Wer sein Leben meistern will, muss da anfangen, wo er ist. Das bedeutet (auch), sich selbst so anzunehmen, wie man ist. Das lässt sich in die Motivation für einen Neuanfang mit anständigen Handlungen und Wiedergutmachungen ummünzen, und so wird das Selbstwertgefühl wiederaufgebaut. Leben Sie das Paradox, Ihr Leiden und Ihre Fehler bewusst wahrzunehmen und Ihre Wahrheit zu akzeptieren – und Sie werden sich erholen und aufblühen. Es liegt in Ihrer Natur, wieder gesund zu werden.

In der Genesungsphase lassen wir uns auf eine Neuorientierung ein und werden bereit für ein gutes Leben. Die eigene Integrität und Aussöhnungen mit anderen Menschen schützen vor Selbsthass. Wir durchlaufen einen Prozess der Befreiung – geben schädliche Gewohnheiten auf, und allmählich wird der Selbstzerstörungsdrang schwächer.

## Eigenliebe

In meiner ersten Abstinenzphase in der Entzugsklinik sagte mir eine andere Patientin: „Heute darfst du glücklich sein." Ich war überrascht. So etwas hatte mir noch niemand gesagt. Ich bat sie deshalb, mich täglich daran zu erinnern. Das war schön. Und dieser Satz schlug Wurzeln in mir. Für einen Alkoholiker ist es nicht selbstverständlich, sich das Glücklichsein zu erlauben. Und auch Eigenliebe wird kaum zugelassen. So selbstzerstörerisch wie wir lebt sonst niemand. Ohne Selbstachtung und Eigenliebe kämpft man auf verlorenem Posten für ein bisschen Glücklichsein.

Sie haben wahrscheinlich irgendwann einmal gelernt, dass Liebe wehtut. Seitdem haben Sie für sich Schmerz als Liebe interpretiert, Missbrauch als Vertrautheit und die Intensität des Verrats als die Art von Liebe, ohne die Sie nicht leben können. Das ist hart. Vielleicht haben Sie Ihren Schmerz unterdrückt, anstatt zu weinen und zu schreien. Es könnte auch sein, dass Sie es aufregend fanden, die Gefahr zu suchen und dafür alles zu riskieren. Infolgedessen fühlen Sie sich womöglich beschämt und denken, Sie verdienten es nicht besser, und Liebe ohne Schmerz sei langweilig. Sie könnten auch umdenken und erkennen, dass Einschüchterungen, Manipulationen, Lügen, Demütigungen und Treuebrüche nicht sein müssen. Wenn Sie dies alles aber doch zulassen, müssen Sie es zumindest nicht „Liebe" nennen. Vielleicht haben Sie geglaubt, im Namen der Liebe verpflichtet zu sein, solche Dinge hinzunehmen, aber selbst das stimmt nicht unbedingt.

Ich bin hier, um Sie daran zu erinnern, dass es Ihnen heute trotz allem erlaubt ist, glücklich zu sein, egal, ob Sie sich „schlecht benommen“ oder ob Sie Missbrauch zugelassen haben. Und selbst wenn Sie jemanden lieben und diese Person Ihre Liebe erwidert, heißt das nicht unbedingt, dass man zusammenbleiben muss, wenn es nicht gut geht. Sie verdienen es, respektvoll und freundlich behandelt zu werden. Sie haben ein Recht auf eine zweite Chance. Sie dürfen sich jetzt endlich einmal aussöhnen mit der Welt.

Falls Sie jetzt gerade erst auf dem Weg sind, clean und nüchtern zu werden, dauert es vielleicht noch ein bisschen, bis Sie voll und ganz davon überzeugt sind, Gutes zu verdienen. In Wahrheit muss man sich die schönen Dinge nicht erst verdienen! Das Schicksal knallt einem zwar Widrigkeiten hin, die man aushalten und überstehen muss – aber wir haben doch auch die Fähigkeit, diese Hindernisse zu überwinden, daraus zu lernen und uns weiterzuentwickeln. Die Lebenskraft fließt durch uns hindurch, und so genesen wir und machen weiter. Dabei gehen wir unseren Weg, lassen Liebe zu und schützen uns, wenn nötig. Und so zeigt sich, dass es richtig gut sein kann, aus seinem Schattendasein herauszutreten …

## Spätreif

Die Entwicklung unserer Persönlichkeit wird grundlegend beeinflusst von frühkindlichen Erfahrungen und Beziehungen, in denen das Selbstwertgefühl wie auch der Respekt für andere durch die (mehr oder minder) erfreuliche Verbindung mit den Bezugspersonen entsteht. In diesem Klima werden Erfolgserlebnisse ermöglicht oder behindert, je nach der Qualität des sozialen Umfelds. Wir sollen lernen, uns Mühe zu geben, um etwas zu erreichen, und dann auf die Belohnung warten, auch wenn diese erst später erfolgt. Durch das Meistern seiner Aufgaben kann man ein tiefes Gefühl von Zufriedenheit, Selbstvertrauen und Freude über sich selbst erlangen. Wird ein Mensch dabei jedoch nicht ausreichend unterstützt und ermutigt, bleiben solche Erfolgserlebnisse aus, und dann kann es geschehen, dass er in einer frühen Entwicklungsphase stecken bleibt.

Alkoholiker bleiben typischerweise in der Phase der sofortigen Bedürfnisbefriedigung stecken. Sie empfinden Spannungen als unerträglich, es fehlt ihnen an Geduld und Ausdauer, die für den normalen Reifungsprozess erforderlich wären. Daher lassen sie wichtige Lebensaufgaben und Ziele fallen, und ihr Leben verarmt. Das konstante Bedürfnis nach Aufmerksamkeit, Bestätigung und Anerkennung wird weiterhin verstärkt, und dabei gibt man die Power aus der Hand und bleibt unsicher und ängstlich. Dadurch kommt ein Teufelskreis in Gang: Ziellosigkeit, Mangel an Erfolgserlebnissen und Zufriedenheit sowie die Suche nach sinnlich-sexuellen und chemisch-synthetischen Trostspendern. Diese Bedürfnisse sind ihrer Natur nach unstillbar – also unterliegt das Dasein des Alkoholikers einer unablässigen Bedürftigkeit, da weder Substanzen noch die Handlungen anderer Menschen wirklich das bringen können, was ein Mensch zur Zufriedenheit braucht. Sex, prickelnde Gefühle und chemische Substanzen können nie ein vollwertiger Ersatz sein – und so bleibt das Gefühl der Erfüllung und Vollständigkeit aus, und das Leben erscheint sinnlos.

Während der Genesung beginnen wir, unsere Fixierung auf äußere Dinge zu erkennen und uns langsam davon zu lösen. Wir lernen, liebevoll mit uns selbst umzugehen, uns nützlich zu machen und nicht mehr ständig darauf zu beharren, dass unsere Erwartungen von anderen erfüllt werden müssen. Das reduziert die egozentrische Furcht, Anforderungen nicht gerecht werden zu können, und ersetzt sie durch ein Selbstverständnis, das innere Stärke und Sicherheit wachsen lässt. Spät, aber immerhin setzt der längst fällige Reifungsprozess ein, und es wird einem möglich, schlummernde Fähigkeiten und Talente in sich zu wecken und sogar die Freude am Leben zu entdecken – auch wenn keiner zuschaut.

## Nicht dein Rezept für mein Glück

*Don't tell me about your success,*
*nor your recipes for my happiness.*
Liedtext aus *Rich Folks Hoax* von Rodriguez

Während der Pubertät stellt sich einem die Aufgabe, der elterlichen Vormacht zu entwachsen und eine eigenständige Persönlichkeit zu werden – man identifiziert sich mit Gleichaltrigen und entwickelt allmählich seinen eigenen Lebensstil. Manche kommen über diese Übergangsphase nicht hinaus – sie bleiben dabei, ewig trotzig und aufsässig. In dem berühmten Film *... denn sie wissen nicht, was sie tun* mit James Dean in der Hauptrolle geht es um eine Gruppe Halbwüchsiger, die vor allem cool aussehen wollen und immer auf der Suche nach einem neuen Nervenkitzel sind. Ihr Aufbegehren gegen die bedrückende Welt der Elterngeneration nahm im Film zwar kein gutes Ende, dafür war die Jugendkultur geboren.

Heute ist die ältere Generation sehr damit beschäftigt, jung auszusehen, während die spirituellen Meister kaum beachtet werden. Es ist schwierig, Trost und geistige Führung zu finden. Die Medien überschwemmen uns mit Bildern von globalem Elend. Vertrauenswürdige Politiker sind rar, „Vorbilder" fragwürdig und problematisch. Sinnlose „Ideale" werden propagiert (wie etwa dünn sein und Markenkleidung tragen), und die Werbung gaukelt uns die Möglichkeit ewiger Jugend vor. Nur hat eine undifferenzierte Verweigerungshaltung leider keine Erfolgsaussichten, weil man darauf achtet, was man alles nicht will, und daher kaum Energie übrig behält, um seine Wünsche und Träume Wirklichkeit werden zu lassen.

Das eigensinnige Streben nach Kontrolle hilft auch nicht weiter. Je verwirrter und unsicherer wir uns innerlich fühlen, desto stärker neigen wir dazu, andere Menschen oder Umstände beherrschen zu wollen. Das ist leider kein Erfolgsrezept, denn Kontrollzwang und Widerstand führen dazu, dass wir uns selbst aus den Augen verlieren und dabei vergessen, am eigenen Erfolg weiterzuarbeiten. Und so finden manche Menschen keinen Weg aus ihrer Niedergeschlagenheit heraus – Angst und Wut werden zu Hindernissen. Irgendwann ist man einfach nur noch müde und abgekämpft. Da kann einem die Beruhigung durch chemische Substanzen schon verlockend erscheinen.

Die Alternative wäre, sich authentisch mit dem Leben auseinanderzusetzen und nach der Wahrheit zu suchen. Nur so werden Wünsche und Ziele definiert, und man findet seinen eigenen Weg. Das darf aber nicht lauwarm und halbherzig geschehen, während man an etwas anderes denkt und nach dem Leben der anderen schielt. Die Freude am Leben entsteht durch Teilnehmen und Mitmachen. Es kann gar nicht um Widerstand und Verweigerung gehen, sondern nur um Kreativität und Liebe. Und daraus entsteht allmählich ein höheres Bewusstsein mit Intuition, Ahnungen und innerer Klarheit – aber natürlich nur, wenn man sich selber treu bleibt. Wenn man die eigene Wahrheit lebt, kommt die Kraft dafür von selbst.

Unterwegs auf dem spirituellen Pfad ist man auch nicht unentwegt glücklich und fröhlich, aber man entwickelt Gelassenheit und Selbstvertrauen. Es geht darum, die Welt willkommen zu heißen und vielleicht einmal einen Baum zu pflanzen, oder irgendetwas anderes, und anderen eine Freude zu machen oder ihnen wenigstens nicht zu schaden.

## Ein Pakt mit dem Teufel

Die Legende des Doktor Faustus handelt von einem Gelehrten, der – unzufrieden mit seiner eigenen Existenz – der Verführung des Mephistopheles (des Teufels) erliegt. So gerät er auf Abwege und geht mit dem Teufel gar einen Pakt ein: Für einen einzigen Augenblick der Glückserfüllung ist Faust bereit, sein Leben hinzugeben und Mephisto seine Seele zu überlassen. Seine Suche nach Euphorie um jeden Preis führt dann auch zu der Tragödie um Gretchen, das unschuldige Mädchen, das Faust mit Mephistos Hilfe verführt, geschwängert und dann im Stich gelassen hat.

Welcher Alkoholiker könnte sich nicht mit der Gestalt des Faust identifizieren? Wir fühlen doch mit ihm. Auch wir haben mit Unglück, Unzufriedenheit und Frustrationen aller Art zu kämpfen und dazu eigentlich keine Lust. Deshalb haben wir uns immer gerne ausgeklinkt, um die ganze Realität wenigstens mal kurz zu vergessen. Auch wir wollten vom Sinn des Lebens nichts mehr wissen. Indem wir unsere Seele vernachlässigten, wurde unser Leben bedeutungs- und dann auch hoffnungslos. In unserer Verzweiflung blieb uns nur noch das ausschließliche und trügerische Streben nach Bedürfnisbefriedigung auf der physischen Ebene. Allmählich wurde die Sucht zu dem höllischen Versuch, unseren Durst mit Salzwasser zu löschen …

Man müsste sich tief im Inneren eingestehen, dass es so nicht funktionieren kann, dass man einem Denkfehler aufgesessen ist. Wird die Seele zugunsten physischer Bedürfnisse und Empfindungen vernachlässigt, dann entsteht ein mörderischer Durst im Inneren, der sich als Wollust, Geiz, Völlerei, Faulheit, Zorn, Hochmut und Neid (die sieben Todsünden) manifestiert. Da entreißt man dem Leben und den anderen das, was man meint, unbedingt haben zu müssen. Der „Pakt mit dem Teufel" ist eine Metapher dafür, die Gabe des menschlichen Bewusstseins abzuweisen und sich ausschließlich und todesmutig der momentanen Erleichterung hinzugeben, dem, was wir „Vergnügen" nennen.

Wir sind hin- und hergerissen in unserer Ambivalenz und von den Widersprüchen zwischen dem, was wir möchten … und dem, was wir auch möchten. Wir wollen Genesung, aber ohne die damit einhergehenden körperlichen Beschwerden, ohne den Verzicht. Wir wollen aus unserem inneren Kampf befreit werden – und zwar sofort. Wir wünschen uns die Vorteile eines neuen Lebens, sind aber allzeit bereit, wieder mit dem uns wohlvertrauten alten Leben weiterzumachen. Wir stecken in der Zwickmühle und wollen uns eigentlich nicht festlegen …

Aber wenn wir unserem eigenen Leben keinen Sinn geben, bleibt es bloß traurig und leer – eine einzige Anstrengung ohne guten Grund. Der Rausch erscheint unverzichtbar, obwohl man eigentlich nur nach ein bisschen Glück und Frieden sucht, die sich einstellen könnten, wenn man auf dem richtigen Weg wäre. Auch wenn es sich vielleicht so anfühlt – die Angst in uns ist nicht der Feind! Sie ist vielmehr Ausdruck unserer Intuition, die um Aufmerksamkeit bittet. Die Lösung besteht nicht darin, sie zum Schweigen zu bringen, sondern sie anzuhören. Das wäre der Hinweis auf den „richtigen Weg".

Heilung von der Sucht bedeutet, dass wir den Auftrag unserer Seele auf dieser Erde bewusst wahrnehmen und bereit sind, die Scherben unseres selbstvergessenen zerstörerischen Handelns aufzulesen. Dann lösen sich die inneren Blockaden allmählich, wir werden reifer, finden unsere Lebensaufgabe und bringen unseren Geist in ein lebenswertes Dasein ein. Die Bewusstwerdung ist ein Prozess der Transformation. Das kann dauern. Besser, man nähert sich dem Ganzen mit einer geduldigen und vertrauensvollen Einstellung. Dann wird es leicht.

## Zwei Wölfe kämpfen in meinem Herzen

*„Ich habe das Gefühl, dass zwei Wölfe in meinem Herzen kämpfen", sagt der Großvater zu seinem Enkel. „Ein Wolf ist rachsüchtig, zornig und gewalttätig. Der andere ist liebevoll und mitfühlend." „Welcher Wolf wird den Kampf gewinnen, Großvater?", fragt der kleine Enkel. „Der, den ich füttere", erhält er zur Antwort.*

Indianergeschichte

Innere Zerrissenheit oder Ambivalenz wird manchmal mit Metaphern wie „Zwei Seelen wohnen in meiner Brust" oder „Zwei Wölfe kämpfen in meinem Herzen" beschrieben. Freud bezeichnete diese widerstreitenden Kräfte als „Eros" und „Thanatos", also mit den Namen der griechischen Götter der Liebe und des Todes. Manche Alkoholiker sind in nüchternem Zustand freundlich und liebenswürdig, werden unter Alkoholeinfluss aber wütend und bedrohlich. Diese Doppelnatur erinnert an die Hauptfigur in Robert Louis Stevensons Schauer-Novelle *Der seltsame Fall des Dr. Jekyll und Mr. Hyde*. Solche Menschen vereinsamen irgendwann, wenn ihre Freunde von ihrem „verrückten" und unvorhersehbaren Verhalten genug haben und die Gesellschaft weniger unberechenbarer Menschen vorziehen.

Die meisten Alkoholiker schwanken zwischen dem Wunsch nach anhaltendem Wohlbefinden und dem unwiderstehlichen Drang, der das unmöglich macht. Innere Kämpfe können in ihrer Intensität sehr qualvoll sein. Sie erschöpfen die Energie, und so behält man kaum Kraft übrig für die Lösung der täglichen Lebensaufgaben. Folglich wird das Selbstwertgefühl weiterhin gemindert, Selbsthass und Selbstvorwürfe aber verstärkt. Indem man die inneren Konflikte nicht entschärft, liefert man den destruktiven Kräften immer weiter Nahrung, trotz aller gegenteiligen Vorsätze und guten Absichten. Denn das innere Klima wird unerträglich, wenn das Leben hoffnungslos erscheint und man keinen Ausweg mehr sieht.

Je weniger es uns gelingt, alle Aspekte unserer Persönlichkeit zu integrieren, desto stärker erfahren wir selbstzerstörerische Tendenzen als bedrohliche fremde Kraft in uns: Die Angst wächst, während Selbstvertrauen, Hoffnung und Lebensmut schwinden. Wir greifen zu Leugnung und Verdrängung, um uns gegen unsere innere Wahrheit zu wehren. Dabei werden diejenigen Persönlichkeitsbestandteile, mit denen wir nichts zu tun haben wollen, zu Dämonen – zu merkwürdigen, mächtigen und Furcht einflößenden inneren Kräften, die wir anscheinend nicht beherrschen können. Und wie Sie vielleicht aus eigener Erfahrung wissen, lassen sich diese „Dämonen" nicht so leicht abwehren, indem wir uns selbst belügen – Selbsttäuschung hat sie überhaupt erst entstehen lassen! Der Widerstand gegen die Angst verstärkt sie sogar noch weiter, weil man sich dann darauf konzentriert und sie sozusagen mit Lebensenergie versorgt. Und so kann es geschehen, dass ein Süchtiger immer wieder rückfällig wird. Während seine Angehörigen gerade anfangen, Erleichterung zu empfinden, kann es sein, dass sich der Alkoholkranke insgeheim alles anders überlegt – und jetzt plötzlich doch wieder meint, eigentlich gar kein Problem mit seiner Selbstkontrolle zu haben, und sich daher „ein Weißbier im Biergarten“ genehmigt. Dabei wird dann derselbe Prozess wieder in Gang gesetzt wie immer – der alkoholbedingte Wiederholungszwang, die letztendlich tödliche Selbsttäuschung.

Die Lösung liegt darin, sich anzunehmen und sich ehrlich mit sich selbst und der eigenen Vergangenheit auseinanderzusetzen, auf dem Weg der Besserung unangenehme Gefühle auszuhalten und die angebotenen Methoden der Aufarbeitung anzuwenden. Dabei hilft die dauerhafte moralische Unterstützung durch das soziale Netz der Anonymen Alkoholiker.

Widmen Sie jeden Tag Ihrem Wohlbefinden und Ihrer Heilung, vor allem während des ersten Jahres Ihrer Abstinenz, um Ihren inneren Widersprüchen nicht zum Opfer zu fallen. Ihre Zuversicht wächst durch die entschlossene Teilnahme an der eigenen Erholung – selbst wenn Sie sich anfangs wie David fühlen, der gegen Goliath kämpfen musste. Es ist durchaus möglich, eine Suchtkrankheit in den Griff zu bekommen! Auch David konnte mit seinem Vertrauen in die himmlischen Mächte und entgegen allen Erwartungen den Kampf gewinnen. Eigentlich müssen Sie keine Angst mehr haben … Probleme und Charakterschwächen definieren uns nicht. Sie sind einfach nur ein Teil der menschlichen Natur.

*Lügen können nie so mächtig sein wie die Wahrheit.*

## Dämonisch

Stell dir vor …
du hättest Ballons bekommen,
für jeden Tag deines Lebens einen,
um sie mit deinem Leben aufzublasen,
damit du dich erinnerst …

Es gab bedrückende Zeiten.
Da kam Angst in den Ballon,
und furchteinflößende Gesichter
wurden draufgemalt.
Aber dann
hast du es doch wieder vergessen.

Und so kam es …
dass du deine eigenen Ballons
für echte Dämonen hieltest
und Angst bekamst.
Da hast du versucht, wegzulaufen,
und du wolltest etwas anderes,
hast lauter Wünsche in die Ballons gepustet,
dich festgeklammert
und bist hinterhergelaufen.
Und so bist du vom Weg abgekommen.

Du kannst jetzt damit aufhören.
Versuch mal durchzuatmen
und sieh dich um –
nach all der Zeit des Umherirrens.

Schau mal ...
du kannst doch jederzeit alles loslassen
und die Hände öffnen,
um die Gegenwart zu empfangen.
Heute könntest du ein Lächeln
(oder irgendwas)
auf den Ballon malen,
wenn du Lust hast.

Bei dieser Krankheit geht es eigentlich
nur ums Vergessen.
Bei der Genesung geht es nicht um die
Abstinenz, sondern darum,
die Wahrheit zuzulassen,
Vertrauen zu haben
und ein bisschen Lebensglück zuzulassen.

## Der goldene Schlüssel

*Als Herr A abends nach Hause geht, sieht er, wie sein Nachbar, Herr B, im Lichtkegel einer Straßenlaterne auf dem Boden herumkriecht. Er fragt ihn, was er da tue. Herr B antwortet, er suche seinen Schlüssel. Daraufhin will ihm Herr A helfen und beginnt, ebenfalls nach dem Schlüssel zu suchen. Nach einer Weile vergeblicher Mühe fragt Herr A schließlich: „Sind Sie denn sicher, dass Sie den Schlüssel genau hier, unter dieser Lampe, verloren haben?" Herr B antwortet: „Nein, aber da hinten, wo ich ihn verloren habe, ist es zu dunkel zum Suchen."*

Unbekannter Autor

Auf der Suche nach dem verlorenen Glück haben Sie zu Drogen gegriffen. Als Ersatz für den Liebesverlust fanden Sie vielleicht „Gelegenheitssex". Die Folge war unerträgliches Leiden – Ihr Geist heftete sich an Dinge außerhalb Ihrer selbst, die genau genommen nicht die Ursache des Leidens sind. Wie lange Sie auch suchen, Sie werden nicht fündig werden – denn da ist nichts. Sie haben sich am falschen Platz gesucht und sind sich so selbst abhandengekommen. Das Leiden mag irgendwann als Reaktion auf äußere Dinge entstanden sein, aber seither befindet es sich im eigenen Inneren. Dazu müsste man sich mit der Psyche befassen. Das ist so wie nach einem Unfall: Die Klärung der Schuldfrage dient dem Heilungsprozess kein bisschen.

Während der ersten Genesungsphase kann es schon vorkommen, dass Sie wieder zurückfallen wollen ins Vergessen und sich nach Substanzen sehnen, die coole

Gleichgültigkeit herbeizaubern. Eigentlich ist das ein Denkfehler, denn in Wahrheit suchen wir unsere verlorene Fähigkeit zum Glücklichsein, fallen aber leicht auf unsere Erfahrungen zurück, weil die Vertrautheit der Erinnerungen beruhigend erscheint. Leider geht es uns da wie Herrn B: Der Schlüssel ist nicht dort zu finden, wo er gar nicht ist. Falls Sie ihn noch nicht entdeckt haben, geben Sie nicht auf! Der goldene Schlüssel ist da – also können Sie ihn auch finden! Es ist bloß schwieriger, wenn man ängstlich und verwirrt ist. Und man muss am richtigen Ort suchen: im eigenen Inneren – aber man ist leicht versucht, sich ablenken zu lassen, und dann gerät man auf Abwege. Man kann auf Versprechungen von „magischen Sofortheilungen" hereinfallen oder Beziehungen mit anderen Menschen wichtiger nehmen als seine Genesung – aber man sollte den „goldenen Schlüssel" besser nicht dort suchen, wo er nicht ist, auch wenn einem das leichter erscheint. Medikamente, Beziehungen und angeblich schnell wirkende „Wundermethoden" helfen keinem Alkoholiker, nüchtern zu bleiben, jedenfalls nicht dauerhaft. Das ist nur zu schaffen mithilfe von Selbsterkenntnis, der Auseinandersetzung mit dem eigenen Schicksal und der verlässlichen, dauerhaften Unterstützung Gleichgesinnter sowie des „spirituellen Weges", bei dem darauf geachtet wird, dass die moralische Integrität des Betreffenden wiederhergestellt wird.

Nehmen Sie sich jeden Morgen vor, an diesem Tag der Abstinenz die höchste Priorität einzuräumen, dann wird sich der dunkle Nebel aus Düsterkeit und Schwermut, aus Ratlosigkeit und Resignation auflösen, und Ihr goldener Schlüssel wird sichtbar werden.

Während der Genesung entwickelt man am besten ein somatisches Bewusstsein für die eigenen inneren Zustände, das heißt dafür, Stimmungsschwankungen und Launen, also Empfindungen und Gefühle aller Art, bewusst zu erleben. Auch wenn man einen Drang verspürt, soll man solche Impulse einfach zulassen, ohne jedoch darauf einzugehen. So entwickelt man allmählich Ausdauer und Zielstrebigkeit, gleichzeitig aber auch eine leichtere, freundlichere Einstellung zu allem, was das Leben an diesem Tag für einen bereithält. Die neu gefundene Hoffnung darf nicht kompromittiert werden! Auch wenn in Ihnen unangenehme Gefühle aufkommen, sollen diese nicht an anderen ausgelassen werden. Konzentrieren Sie sich auf Ihren Atem und beobachten Sie genau, wo in Ihrem Körper sich diese Gefühle befinden. Erlauben Sie ihnen, da zu sein. Vielleicht fühlen Sie sich noch nicht wirklich wohl, aber Sie werden merken, dass Ihre wahrgenommenen Gefühle nicht unerträglich sind. Sie haben so lange mit Ihnen gelebt – schlimmer werden sie nicht mehr, auch wenn die Anfangsphase manchmal schwierig sein kann, wie jede Genesung nach langer, schwerer Krankheit. Denken Sie immer daran, dass Sie sich in einem Prozess befinden. Sie werden gesund werden, auch ohne große Anstrengungen. Die Heilung von der Sucht kommt von alleine – sie muss nur ermöglicht werden.

*Glück ist ein Nebenprodukt. Es entsteht, wenn man*
*das Richtige tut. Suchen Sie nicht nach Glück,*
*suchen Sie nach dem richtigen Leben.*
*Das Glück wird sich als Belohnung einstellen.*
Richard Walker, übersetzt aus *Twenty-Four Hours a Day*

## Magische Worte

Das Leben eines Süchtigen kann Heimlichkeiten, Lügen und Manipulationen notwendig erscheinen lassen, aber weil wir uns als ohnmächtige Opfer erfahren, suchen wir die Ursache nicht bei uns. Wir machen es unseren Mitmenschen schwer, mit uns auszukommen – denn wir sind stets mit harten Urteilen und Anschuldigungen zur Stelle, wenn etwas schiefgeht. Schuldzuweisungen beeinflussen das Selbstwertgefühl der anderen und den Umgang mit ihnen. Gefangen in einer Abwärtsspirale der Selbstzerstörung, ziehen wir unsere Bezugspersonen mit hinab. Wir halten Versprechen nicht ein, ruinieren auch unseren Kindern die Laune und die Zuversicht, und dann finden wir Ausreden, wenn sie enttäuscht und mutlos sind. Unsere Worte sind oft beleidigend, aggressiv oder weinerlich, während wir uns weigern, das Offensichtliche zuzugeben. Das beeinträchtigt die eigene mentale Klarheit. Das innere Durcheinander ist ein Teil der Krankheit, es erzeugt immer mehr Unsicherheit und Angst, und man versucht zwanghaft, sich wenigstens ein bisschen Wohlbefinden zu verschaffen. Dabei geht (ganz nebenbei) der Verstand drauf, aber das merkt man vielleicht schon gar nicht mehr, wenn die Gedanken wirr und die Erinnerungen unzuverlässig geworden sind.

Irgendwann sind wir nicht mehr in der Lage, sinnvolle Lebensziele zu formulieren oder uns in einem günstigen Licht zu präsentieren. Es wird immer schwieriger, das Leben zu bewältigen und aufmerksam zu sein für Beziehungen. Negative Gedanken und Worte erschaffen eine unerfreuliche Umwelt.

Wenn man nüchtern wird und erst mal eine passive Grundhaltung beibehält, stellt man schnell fest, dass man damit nicht gut weiterkommt, dass Schuldzuweisungen unerfreulich sind und auch langweilig werden. Solange man alles abstreitet und sich gegen andere zur Wehr setzt, bleibt man ewig das hilflose Opfer – Selbstbewusstsein und Selbstvertrauen können sich so nicht entwickeln. Während der Genesung befassen wir uns damit, Worte zu finden für unsere Erinnerungen, Gedanken und Gefühle, um uns innere Klarheit zu verschaffen, denn so vieles erscheint unverständlich und verwirrend. Wir müssen uns um unser Bewusstsein kümmern, ebenso wie um einen freundlichen Umgangston, denn ganz offensichtlich sind Klärung, Änderung und Wiedergutmachung angesagt. Die Macht des gesprochenen Wortes kann der Wahrheitsfindung wie auch der Heilung dienen.

Die zwölf Schritte der Anonymen Alkoholiker bilden eine Formel, die dabei hilft, zerstörerische Denkmuster zu erkennen und durch positive Strukturen zu ersetzen, die dem Wohlbefinden dienen, der Lebensfreude und der Formulierung von Lebenszielen, das heißt, einem gegenwartsbezogenen Denken, das vom Geist und nicht länger von Obsessionen geleitet wird. Die Aufmerksamkeit für das gesprochene Wort macht einem unerfreuliche gedankliche Inhalte, die das Unglücklichsein fördern, bewusst – und so kann man sich damit beschäftigen, bis man so weit ist, sie loszulassen. Eine Haltung der Achtsamkeit stärkt Bescheidenheit und Menschenwürde gleichermaßen – unsere eigene und auch die unserer Mitmenschen. Wir beginnen, Rücksicht zu nehmen auf andere Menschen, anstatt sie zu missachten, zu verletzen und ihnen unseren Willen aufzuzwingen. Wir entwickeln (ganz langsam) die Fähigkeit, nette und hilfsbereite Mitbürger zu werden, die anderen mit Respekt und Freundlichkeit begegnen, ohne deren Grenzen zu missachten. Und allmählich lernen wir es schätzen, dass wir im Gegenzug ebenfalls höflich und respektvoll behandelt werden …

Die Welt der Gedanken und Worte wird immer mehr eine Ebene der Bewusstseinserweiterung, der Verzeihung und Lösung problematischer Verwicklungen, der Planung wünschenswerter Lebensumstände, eines liebevollen menschlichen Miteinanders und, ganz allgemein, eines erfreulicheren Lebens. Wenn sie ernst gemeint sind, können einen Worte von den Fesseln der Vergangenheit befreien – und man fühlt sich weniger machtlos und ausgeliefert. So kann man allmählich in einen auch inmitten von Wandlungen und Widrigkeiten ruhigen und gelassenen inneren Zustand gelangen – und das Leben wird lebenswert.

## Der Garten des Lebens

Wenn wir auf die Welt kommen, sind wir bereit, unseren Platz einzunehmen. Wir schauen uns neugierig und interessiert um, wie es hier so aussieht. Dann werden uns Werkzeuge, Saatgut und Dünger in die Hand gedrückt, und man lehrt uns gute, schlechte, nützliche und sinnlose Dinge. Meistens haben wir Zeit, um herauszufinden, wie alles funktioniert und anzuwenden ist. Wir machen unsere Erfahrungen, wachsen mit unseren Aufgaben und entwickeln uns immer weiter, auch und vor allem, indem wir Neues ausprobieren sowie durch Irrtümer. Die Umstände verändern sich immer wieder, und wir müssen flexibel und lebendig bleiben. Von Zeit zu Zeit müssen wir unsere Vorgehensweisen revidieren. Manche Menschen fühlen sich von all dem überfordert und entmutigt und wappnen sich mit Widerstand. Das kann zu eigensinniger Sturheit führen, und ab da läuft es nicht mehr so gut.

Stellen Sie sich Ihr Umfeld als Garten vor, mit besonderen Merkmalen und Lebensbedingungen, die nur in Ihrem Garten so bestehen und mit denen nur Sie umgehen können, denn Ihr Garten ist einmalig. Manche Menschen sind in einem freundlichen, milden Klima ansässig, andere haben mit rauen Bedingungen und steinigem Boden zu kämpfen. Es ist, wie es ist. Wo man auch ist, jeder Garten bedarf beständiger Pflege – es muss gepflanzt, gedüngt und bewässert werden, damit das wächst, was man gerne hätte. Einige Pflanzen schießen wie von selbst aus dem Boden, andere wachsen trotz aller Mühe einfach nicht. Ohne hingebungsvolle Pflege wird Ihr Lebensgarten vertrocknen und verwildern, selbst wenn von vornherein die allerbesten Voraussetzungen gegeben waren. Falls sich Ihr Garten am Beringmeer in Alaska befindet, sollten Sie vielleicht lieber keine Palmen anpflanzen – dafür wäre Fischfang eine Überlegung wert …

Es gibt Menschen, die sich den Raum schaffen, den sie gerne bewohnen wollen – herrliche Gärten mit Schatten spendenden Obstbäumen und bunten Blumen. Andere haben keine Lust, sich um ihren Garten zu kümmern, und fantasieren lieber über ferne Gegenden, in denen die Erde viel fruchtbarer ist. Solche Menschen werden dann irgendwann niedergeschlagen, neidisch und wütend und sind sich dabei mehr oder weniger bewusst, dass sie nicht das tun, was eigentlich ihre Aufgabe wäre. Um zu verdrängen, wie enttäuscht sie von sich selbst sind, verschließen sie ihre Augen vor der Realität. Nach einer Weile fühlen sie sich beschämt, verlieren ihre Zuversicht und tun so, als wäre ihnen alles egal. Ab und an bekommen sie vielleicht vom Nachbarn ein paar Blumen geschenkt – und sind dann traurig, wenn diese welken.

Was lebt, das wächst – Zier- und Nutzpflanzen ebenso wie Unkraut. Manchmal wächst das Unkraut schneller als erwünscht. Wenn Sie Ihren Garten lange Zeit vernachlässigt haben, hat er sich inzwischen vielleicht in Ödland verwandelt, und Sie haben keine große Lust mehr, dort zu sein. Schauen Sie sich um, sehen Sie genau hin, und dann werden Sie auch wissen, was zu tun ist. Wenn Sie nicht wollen, dass das Unkraut Überhand nimmt, muss es ausgemerzt und auf diese Weise Platz für neues Leben geschaffen werden. Alles, was Sie brauchen, sind der Wille, mit Ihrer Arbeit zu beginnen, und die Bescheidenheit, zu lernen, wie es geht. Setzen Sie sich realistische Ziele. Denken Sie daran, dass alle Pflänzchen Zeit brauchen, bis sie blühen. Solange Sie aktiv, produktiv und kreativ sind, werden Sie und Ihre Schützlinge wachsen, gedeihen und blühen. Das Selbstvertrauen stellt sich mit der Bewältigung der Aufgaben automatisch ein. Machen Sie sich nützlich. Die Freude am Leben ergibt sich aus dem Hegen und Pflegen.

## Wie wär's?

Du kannst liebevoll und offen sein –
oder ängstlich und abwehrend.
Du kannst eigensinnig bleiben –
oder die Gegenwart akzeptieren.
Du kannst die Welt und den Fortschritt will-
kommen heißen –
oder dich aus der Welt zurückziehen.
Du kannst den Tunnel durchqueren
und auf der anderen Seite wieder herauskommen –
oder aufgeben und drinnenbleiben.
Du kannst dich dem Universum widersetzen –
oder dich den Schicksalsmächten anpassen.
Du kannst bekämpfen, was die anderen wollen –
oder an deinem Glück schmieden.
Du kannst liebevoll und hilfreich sein –
oder neidisch und unersättlich.
Du kannst großzügig sein –
oder andere ausnutzen.

Du kannst dich die ganze Nacht betrinken –
oder den Tag genießen.
Du kannst deine Talente nutzen –
oder nutzlos sein.
Du kannst dich der Realität stellen –
oder in Trugwelten umherirren.
Du kannst dein Potenzial nutzen –
oder danach trachten, alles Unangenehme
zu meiden.

Du kannst dich isolieren –
oder liebevoll am Leben teilnehmen.
Du kannst böse und gemein sein –
oder mitfühlend und freundlich.
Du kannst dir die Zeit nehmen, eine Aufgabe nach
der anderen zu meistern –
oder deine Zeit mit dem vergeblichen Kampf
gegen Windmühlen vergeuden.
Du kannst reifen und würdevoll altern –
oder dich der Natur widersetzen und scheitern.
Du kannst blühen und gedeihen – oder unfrucht-
bar und nutzlos bleiben.
Du kannst ein gutes Leben haben –
oder traurig und verbittert auf das Leben der
anderen schauen.
Du kannst wachsen und Hindernisse überwinden –
oder dich unzulänglich fühlen.
Du kannst tun, was nötig ist, um Erfolg zu haben –
oder dich als Loser fühlen.
Du kannst dich durchsetzen –
oder dich den anderen ausliefern.

Du kannst weiterhin in der Vergangenheit „leben" –
oder von einem scheinbar hoffnungslosen
Geisteszustand genesen.
Du kannst beschließen, dich zu erholen und ganz
zu werden –
oder darauf beharren, dein altes Leid
aufrechtzuerhalten.

Du kannst deine Wunde auf andere projizieren
und sie beschuldigen –
oder die Wunde verarzten und heilen lassen.
Du kannst dich auf Harmonie und
Gleichgewicht einstellen –
oder trotzig für Missklang sorgen.
Du kannst im Licht leben –
oder im Dunkel ausharren.
Du kannst Drogen nehmen – oder abstinent leben.
Es liegt ganz bei dir.

## Initiation

Wenn die Sucht ein Pakt mit dem Teufel ist, bei dem man für einen Moment der Seligkeit alles opfert, dann ist die Genesung der Triumph des menschlichen Geistes über die Mächte der Dunkelheit – auch oder weil die Chancen nicht immer gut stehen. Der Begriff „Initiation“ bezieht sich auf ein Aufnahmeritual in einen Stamm (oder eine Gemeinschaft), für das eine überaus schwierige und gefährliche Aufgabe zu bewältigen ist. Akzeptiert wird nur, wer den Mut hat, seine außergewöhnlichen körperlichen und geistigen Fähigkeiten auf die Probe zu stellen. Das erklärt, warum genesende Alkoholiker auf ihre AA-Mitgliedschaft stolz sind wie auf einen Orden. Sie haben es geschafft, einen scheinbar hoffnungslosen Zustand zu überwinden und ihrem Schicksal eine Wende zu geben. Wenn ein Alkoholiker das Leben, das er kennt, aufgibt, um sich auf eine neue Gedankenwelt und Lebensweise einzulassen, entspricht das durchaus einem Initiationsritus.

Bei den Anonymen Alkoholikern gibt es den Spruch: „Solange du so denkst, wie du schon immer gedacht hast, wirst du das tun, was du schon immer getan hast, und wirst bekommen, was du schon immer bekommen hast.“ Wenn ein Mensch „ganz unten“ ist, dann geht es nicht mehr weiter – also wird es unumgänglich notwendig, dass er sich vollständig lossagt von seinem früheren Leben und den alten Vorstellungen. Anders ist es nicht zu schaffen. Ein Neuanfang erfordert, dass man umdenkt und neue Methoden anwendet, wenn man sich nach alledem dennoch ein schönes Leben aufbauen will. Wenn Ihr Gehirn nicht mehr in einer giftigen Chemiebrühe untergeht, dann ist Ihr Verstand irgendwann wieder brauchbar – und natürlich läuft alles besser, wenn das der Fall ist: Vom reinen Überleben geht es dann wieder aufwärts, und es stellen sich auch Erfolge ein. Das ist wie eine zweite Chance im Leben. Deshalb wird es auch „AA-Geburtstag" genannt, denn man fängt neu an, und das ist ein bisschen wie eine zweite Kindheit. Es dauert eine Weile, bis man sich umorientiert hat.

Die Ausrichtung auf das Spirituelle erleichtert den mutigen Sprung ins Ungewisse, und man fängt noch mal von vorne an. Eine reinigende Erneuerung der Lebenshaltung findet statt, während die persönliche Vergangenheit durchgegangen und besprochen wird. Wenn man so weit ist, nimmt man die Gelegenheit wahr, Fehler wiedergutzumachen und sich dadurch von Schuldgefühlen und Vorwürfen zu befreien, die dem Seelenfrieden im Weg stehen. Dabei geht es um die Klärung der Eigenverantwortung und das Loslassen von Schuldzuweisungen aller Art. Durch diese Arbeit wird das Augenmerk von unverstandenen und unverarbeiteten Erlebnissen auf die gegenwärtigen Möglichkeiten und Lösungen gerichtet. Man kann es endlich sein lassen, sich als Opfer zu fühlen und nach Sündenböcken für die eigenen Probleme zu suchen.

Die Beschreibung Ihres neuen Lebens lässt sich wie folgt zusammenfassen: „loslassen, vertrauen, helfen." Das klingt zwar erst mal nicht nach einem betörenden Rezept für einen hedonistischen Alkoholiker, doch der Zauber der Transformation ist es wert: Im Inneren öffnet sich eine Tür, eine plötzliche Inspiration erfasst einen, und man traut sich zu, das zu schaffen, von dem man eigentlich sicher geglaubt hat, es wäre nicht mehr machbar ... So verfliegt die Hoffnungslosigkeit – und dann weiß man, dass es eben doch geht.

# Rückfällig

Die Droge ist unsere große Liebe, unser bester Liebhaber und Freund, immer dabei, ein intimer Lebenspartner: Wenn's uns schlecht geht, tröstend, wenn's schön ist, noch besser, wenn's aufregend ist, noch spannender. Man fühlt sich weniger allein, glücklicher in Gesellschaft – alle Schmerzen verfliegen im Nu. Irgendwann allerdings wendet sich das Blatt – mehr oder weniger unerwartet – und das Ganze funktioniert plötzlich nicht mehr. Das ist wirklich teuflisch – so, als löschte das Trinken den Durst nicht mehr, und dann … könnte man einsehen, dass die scheußlichen Entzugszustände, für die man Linderung braucht, nie mehr einträten, NIE MEHR – wenn man abstinent bliebe. Wenn man das wirklich in seinem tiefsten Inneren kapiert, dass die Drogen demnach nicht unser bester Freund, sondern vielmehr der schlimmste Feind sind, dann kann man abstinent bleiben. Sonst aber nicht, denn dieser Preis ist einfach zu hoch – bloß … will man davon nichts wissen.

Bevor wir nicht alle Brücken hinter uns abgerissen und alles Schöne kaputt gemacht haben … finden wir Abstinenz durch und durch uninteressant und langweilig. In der frühen Genesungsphase sind wir überwältigt von Scham und Selbstverachtung, wenn wir an die zerstörten Träume und Vertrauensbrüche denken, die auf unser Konto gehen. Und so halten wir die höllische Entgiftung durch, als hinge die Welt davon ab – was sie für uns auch tatsächlich tut. Wir versuchen, an die Hoffnung zu glauben, an die Chance auf ein

Entkommen, auf einen Neubeginn. Man sagt uns, wir müssten nur den heutigen Tag überstehen – also halten wir durch, einen Tag, noch einen Tag – und mit Hilfe von außen schaffen wir auch das – noch einen Tag und dann vielleicht noch ein paar Tage, Wochen, Monate, oder sogar Jahre. Wir bekommen ein wenig Glauben und Zuversicht zurück, fühlen uns allmählich wieder lebendig, können es kaum glauben und danken den hilfreichen geheimnisvollen Schicksalsmächten, die uns vielleicht vor uns selbst schützen. Und dann, wenn der schlimmste Teil gerade mal knapp vorbei ist ... werden manche von uns rückfällig. Es ist nicht zu fassen, ein rätselhaftes Phänomen – herzzerreißend zu beobachten und niederschmetternd für alle Beteiligten. Was geht da vor, dass wir das zarte kleine Pflänzchen wieder zertreten, das Hoffnungspflänzchen, das für einen Augenblick gehegt wurde?

Ungeduld kann uns vom langsamen Pfad der Erholung ab- und zu den schweren Zeiten hoffnungslosen, aber vertrauten Elends zurückbringen. Einige Veränderungen sind meistens schon im Vorfeld zu beobachten: An die Stelle von Bescheidenheit und Wahrheit treten wieder Ego und Täuschung. Vertrauen in eine höhere Macht wandelt sich in die Illusion von Kontrolle. Glaube und Hoffnung werden ersetzt durch Angst, Selbstvorwürfe und Beschuldigungen.

Das Bewusstsein der eigenen Existenz kann einen Süchtigen so schon aus der Fassung bringen, aber die fortgeschrittene Sucht katapultiert einen in noch unerträglichere Zustände. Und daher kann es sein, dass wir irgendwann zum Entzug bereit sind. Doch auch nüchtern ist das Leben nicht unbedingt angenehm, jedenfalls nicht durchgängig. Es gibt Momente, da entsteht anscheinend aus dem Nichts der unaufschiebbar dringliche innere Auftrag, das Bewusstsein dramatisch zu verändern oder auszuradieren – fast wie ein hypnotischer Trancezustand, in dem die gesamte Lebensenergie nur auf diesen einen Wunsch projiziert wird. Und da ist jedes Mittel recht. Der Preis spielt keine Rolle.

Ich habe viele Süchtige nach ihren Gedanken und Gefühlen zum Zeitpunkt des Rückfalls gefragt. Nie habe ich ein überzeugendes Argument gehört, mit dem sich der Rückfall hätte rechtfertigen lassen. Und niemand hat mir gegenüber je behauptet, dass es im Rückblick eine gute Idee war. Es scheint in solchen Fällen ein vages Gefühl von Langeweile oder Einsamkeit aufzukommen. Man ist durchflutet von unangenehmen Gefühlen wie Angst, Traurigkeit oder Wut – ganz ohne Hoffnung auf die Erreichbarkeit von Freude und Glück. Und so kippt die innere Gestimmtheit: Man gibt auf und wird augenblicklich erfüllt von einer vagen Gleichgültigkeit hinsichtlich des eigenen Weiterlebens – eine kaum wahrnehmbare Schwerpunktverlagerung von der Teilnahme am Leben zur Verneinung des Ichs für die Gelegenheit, doch noch schnell einen Moment der Glückseligkeit oder wenigstens des Vergessens zu ergattern. Und so nimmt die todesverachtende Bereitschaft überhand, das Leben für eine Minute „Auszeit“ herzugeben.

Alkoholismus ist eine chronische und fortschreitende Krankheit, und daher sollte man schon wissen, dass während der neurologischen und psychischen Veränderungen in der Anfangsphase der Genesung Geduld gefragt ist – es dauert, und man muss durchhalten. Auch wenn man den Erinnerungen an euphorische Momente nachtrauert – sie sind so oder so vorbei, und es gibt keine schnelle Lösung. Süchtige können sich in einer masochistischen und mörderischen Rückfallschleife verlieren. Sie suchen Erleichterung und landen in der Hölle, immer wieder. Aber der Weg in die Freiheit ist nicht durch den Rückzug zu finden, sondern nur durch Weitermachen – so lange, bis man durch ist. Man kann es schaffen, wenn man will.

## Rhythmus

*Vor der Erleuchtung hacke Holz und hole Wasser.*
*Nach der Erleuchtung hacke Holz und hole Wasser.*
Zen-Sprichwort

Alles folgt einem inneren Rhythmus – die subatomaren Teilchen ebenso wie die Planeten, die Jahreszeiten, das Wetter und auch die biologischen Prozesse im Körper. Das Universum ist geordnet, und alle Lebewesen nehmen auf ihre Weise an dieser Ordnung teil. Wir genießen den Rhythmus der Musik, weil er den inneren Rhythmus des Herzschlags verstärkt. Gleichmäßigkeit und Stabilität sind Voraussetzungen für eine gute Gesundheit. Fühlen wir uns ruhig und entspannt, geht unser Atem gleichmäßig. Wenn wir einen regelmäßigen Tagesrhythmus haben, also immer etwa zur gleichen Zeit essen und schlafen, fühlen wir uns wohler.

Ein achterbahnmäßiger Lebensstil stört das biologische Gleichgewicht, strapaziert und macht uns krank. Ständige Aufregungen, Entbehrungen und Gefahren führen zur Erschöpfung. Es wäre eigentlich besser, den Herzrhythmus nicht andauernd zu stören – das kann gefährlich sein. Warum leben die Drogensüchtigen dann so chaotisch – ohne jede Ordnung und Stabilität? Ganz einfach – da gilt es, Zugeständnisse zu machen an einen Lebensstil, in dem andere Prioritäten erstrangig sind. Das Leben, das wir führen, ist oft hektisch, es gibt immer wieder Dramen. Wir sehnen uns nach Ruhe und Stabilität, aber das ist nicht zu schaffen, da wir unentwegt hinter etwas herhetzen, das nie ausreicht. Auf diese Weise wird der natürliche innere Rhythmus ausgehebelt und so das psychische und physische Gleichgewicht beeinträchtigt.

Wenn man es schafft, die ununterbrochene Suche nach der Sucht loszulassen, brechen neue Zeiten an, und man kann auf andere Dinge achten. Es kommt so weit, dass man das stille, ruhige Bewusstsein seines inneren Rhythmus genießt. Man hält sich am besten an einen einigermaßen regelmäßigen Tagesrhythmus – wegen der inneren und äußeren Stabilität. Und ganz nebenbei kommt das Leben in Ordnung.

# Die Zeit ist auf meiner Seite

*Ich trinke, um zu vergessen, dass ich trinke.*
Titel eines Buchs von Dr. Erika Müller

Dieser Buchtitel beschreibt den problematischen Widerspruch, den jeder Alkoholiker so gut kennt: Gute Absichten, Wünsche und Träume wären schon vorhanden, aber die Sehnsucht nach Selbstvergessenheit ist so intensiv und schmerzlich, dass ihr jedes Opfer gebracht werden muss – eine simple Formel, die zwingend angewandt werden muss. Trotzdem versucht man immer wieder mal, dem Wiederholungszwang zu entrinnen – so wird ein unlösbarer Dauerkonflikt ins Leben gerufen, eine permanente Zerreißprobe. Es ist, als hätte man gleichzeitig nach Norden und Süden zu gehen, und die unmittelbar bevorstehende Entscheidung ließe keinen Aufschub zu. Und um die Dringlichkeit dieses Problems abzumildern, „muss" der Alkoholiker seine Nerven ein wenig beruhigen. Das aber setzt den Suchtzwang wieder in Gang, der den Betreffenden dann nicht aufhören lässt, und so wiederholt sich der Kreislauf bis zum bitteren Ende.

So kann es geschehen, dass die erste, schwierige Entzugsphase immer wiederholt wird. Manche Alkoholiker würden schon gerne abstinent leben, aber nicht immer und nicht ununterbrochen. Ab und zu wollen sie noch „Spaß" mit ihren alten Freunden haben. Sie wollen einfach nicht wahrhaben, dass Sucht und Maßhalten sich gegenseitig ausschließen, dass gemäßigtes Trinken bei Alkoholikern nicht klappt. Die angeblich so „guten alten Zeiten“ der Trunkenheit werden euphorisch in Erinnerung gerufen, und dann kann es passieren, dass man nach den durchlebten Qualen des Entzugs wieder einen Rückfall erleidet, und dann wieder einen – trotz aller guten Vorsätze. Immer wieder kommt derselbe Gedanke auf: „Ich will doch nur ein Glas Wein oder Bier!“, und man beharrt darauf, dass es so ist und so sein muss, auch wenn die Trinkerei jedes einzelne Mal wieder in unerträglichen Zuständen endet.

Die Erfahrungen rückfälliger Alkoholiker weisen einige Gemeinsamkeiten auf: In der Zeit der Abhängigkeit befasst man sich mit der Drogenbeschaffung – unerwartete Versorgungslücken sollen möglichst vermieden werden. Das kostet alle Energie, die man hat (und noch mehr), und man verliert das Interesse an allem anderen – Lebensinhalte, Beziehungen und Aktivitäten verkümmern. In der frühen Entzugsphase merken wir dann, dass wir „kein Leben haben“. Es gibt nichts zu tun, und niemand sucht unsere Gegenwart wirklich. Wir wollen uns wohlfühlen, jetzt und immer, aber wir haben keine Freundschaften aufgebaut und uns keine Fähigkeiten angeeignet, die das Leben angenehm machen würden. Wir wissen gar nicht so richtig, was wir eigentlich tun sollen. Wir haben viel Zeit, um über unsere Probleme nachzudenken und uns unwohl zu fühlen. Das ist hart. Geduld ist nicht gerade unsere starke Seite. Manche werden schließlich rückfällig, weil die Hoffnung fehlt, dass es je besser werden könnte.

Was ist anders bei den Menschen, die trocken bleiben? Es ist ihre Hingabe an „ein neues Leben“, mit Begeisterung, genauso, wie sie sich früher der Sucht hingegeben haben: ohne Rücksicht auf Verluste. Alles im Leben hat seinen Preis – wir haben teuer bezahlt für unseren Alkoholismus. Aber die Abstinenz hat auch ihren Preis: Man muss vollkommen bereit sein, eine neue Sprache, eine neue Denkart und neue Verhaltensweisen zu erlernen, fast wie ein Kind. Wenn Sie arrogant sind und glauben, Sie bräuchten in Ihrem Alter nichts mehr zu lernen, werden Sie schnell aufgeben.

Das alles ist anstrengend, so wie es anstrengend ist, wenn man eine neue Sportart oder Sprache lernen will. Neue Fähigkeiten erfordern Bescheidenheit, Mühe und Ausdauer. Selbstvertrauen und Zuversicht wachsen langsam, während man dabei ist, sich an Veränderungen zu gewöhnen. Bis es so weit ist, muss das täglich geübt werden. Man muss sich immer wieder Mut machen, mit anderen darüber sprechen, zuhören, lesen, schreiben, beten – all die erprobten Methoden anwenden, von denen man weiß, dass sie funktionieren. Die Freude kommt, wenn man die eigenen Fortschritte bemerkt. Rehabilitation ist auch der Prozess, sich ein gutes Leben aufzubauen – in Aufrichtigkeit, mit befriedigenden Tätigkeiten und erfreulichen Beziehungen. Indem Sie anständig handeln, gewinnen Sie Selbstwertgefühl. Indem Sie sinnvolle Dinge tun, finden Sie einen Sinn im Leben.

Aber glauben Sie nicht einfach mir, sondern probieren Sie es aus! Geben Sie sich eine Chance! Wenn Sie über den Suchtdruck hinweg sind, können Sie Ihren Weg fortsetzen, trotz der sentimentalen Erinnerungen an früher – so, wie man an eine alte Liebe zurückdenkt, die einmal schön war. Es ist vorbei. Zeit zu gehen. Mal sehen, ob es auch noch etwas anderes gibt auf der Welt …

## Fata Morgana

Manche Wüstenreisende
sehen eine Fata Morgana
und verfallen dem Trugbild eines Orts,
wo das köstliche Wasser des Lebens fließt.
Aber dieser Ort bleibt unerreichbar,
und sie verdursten.

So ist Sucht – ein tragischer Irrtum.
Verloren gegangen
wie ein verdurstender Wüstenreisender.
Ohne bewussten Kontakt
zu einer höheren Macht
machst du orientierungslos weiter.

Auf der Suche nach dem ersehnten Glück
im Land der chemischen Illusion
wird die Welt gegen falsche Hoffnungen
eingetauscht und deine Teilnahme
im Delirium vergessen.

Aber das Leben findet nicht
in einer fiktiven Gedankenwelt statt,
auch wenn da die Hoffnungslosigkeit
ein bisschen nachlässt.

Der Durst der Seele wird gestillt,
wenn du da bist und mitmachst.
Dein Mitgefühl weist den Weg,
und du kannst alles.
Das Glück ist wie der Wüstensand …

## Ich stehe noch

Erschöpft und niedergeschlagen
stand ich da.
Es glitt mir durch die Finger.
Das Chaos war bodenlos.
Da war kein Weg und kein Ausweg.

Was ich mir gewünscht hatte,
war bedeutungslos,
sobald es mein war.
Nichts,
an das ich mich halten konnte.
Alles war beunruhigend.

Die Sehnsucht
hatte mein Leiden verursacht.
Die Erfüllung meiner Wünsche
hatte mein Leben zerstört.
So kreativ bin ich.
So stark bin ich.
So unwissend bin ich.

Das Spiel war verloren,
und ich habe gewonnen.
Heute bin ich woanders.
Die Vögel zwitschern,
ich stehe noch und lächle.

# Über die Autorin

**Jasmin Rogg** absolvierte ein Bachelor-Studium in Psychologie an der University of California in Los Angeles und anschließend ein Master-Studium in Beratungspsychologie an der Loyola Marmount University. 1982 erhielt sie die Lizenz, um als Psychotherapeutin zu arbeiten. In ihrer privaten Praxis in Los Angeles ist sie spezialisiert auf Suchtkrankheiten und gleichzeitig auftretende affektive Störungen wie Depressionen und Angstzustände. Daneben leitet sie Patientengruppen in Rehabilitationskliniken.

Nach den vielen Jahren, in denen Jasmin berufliche und persönliche Erfahrungen im Bereich der Sucht und Genesung sammelte, weiß sie heute, wie man destruktive Verhaltensmuster hinter sich lässt und sie durch Verhaltensweisen ersetzt, die besser funktionieren und erfolgversprechender sind. Bei ihrer Arbeit nutzt sie die „Alchemie" der Verwandlung von Schwäche in Stärke und stellt ihre Erfahrungen anderen Menschen zur Verfügung, um ihnen damit den Weg in eine bessere Zukunft zu weisen.

In den 70er-Jahren war Jasmin aus ihrer Heimat Deutschland nach Los Angeles gezogen, um ihren Horizont zu erweitern. Ihr familiärer Hintergrund ist jüdisch-rumänisch-italienisch. Nach vielen Umzügen und Umwegen lebt sie heute in L. A. als Nachbarin ihres erwachsenen Sohnes und in einem Haushalt mit „Wahlverwandtschaften", Gästen aus aller Welt, Katzen, Hunden – gelegentlich kommen auch Vögel, Eichhörnchen, Opossums, Skunks und Waschbären vorbei.

Wir danken den Urheberrechtsinhabern der folgenden Werke:

Rodriguez, *Rich Folks Hoax*, Songtext. Rodriguez 1968. Nachdruck mit freundlicher Genehmigung.

Rogg, Jesse und Falson, Samuel, *Too many questions*, Text und Musik von Jesse Rogg und Samuel Falson, © Nachdruck mit freundlicher Genehmigung von EMI Music Publishing Ltd. Tux.E.Do LLC und Sparro LLC, London W8 5SW.